与最聪明的人共同进化

湛庐 CHEERS

HERE COMES EVERYBODY

年龄革命

The Science and Technology of Growing Young

[俄罗斯]谢尔盖·扬Sergey Young 著　　王志彤 译

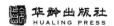

华龄出版社
HUALING PRESS

测一测

你了解年龄革命的秘密吗？

扫码激活这本书
获取你的专属福利

扫码获取全部
测试题及答案，
看看你对年龄革命的理解。

- 目前，人类的平均寿命已经上升到 70～75 岁，以下哪个选项不是人类平均寿命上升的原因？（ ）

  A. 营养的改善

  B. 农业的发展

  C. 社会组织的进步

  D. 癌症的攻破

- 干细胞是万能细胞吗？（ ）

  A. 是

  B. 否

- 尽管法国人在饮食中摄入了大量饱和脂肪，但他们的冠心病发病率是世界上最低的，科学家推测，这可能是（ ）的功劳。

  A. 奶酪

  B. 法国蜗牛

  C. 红酒

  D. 橄榄油

扫描左侧二维码查看本书更多测试题

//

献给丽莎，以及我的孩子尼基塔、蒂莫西、波利娜和马克西姆

——感谢你们给了我活得更久、
让世界变得更美好的最佳理由

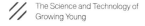

"超越想象"的年龄革命

董明
云南白药集团总裁兼首席执行官

人类所创造的最壮丽的风景，就是"超越想象"。跨越人类的局限性，是每代远见卓识者的使命驱动。直立行走革命，文字革命，工业革命，信息革命……这些滔天巨浪深刻地塑造了人类社会，使我们不停地用生命的有限来挑战创造的无限。马上要到来的年龄革命，关系到的不仅是个体生命时间意义上的延长，更是社会演化范式的再造。

美国作家阿尔伯特·哈伯德说："健康的躯体是灵魂的客厅，而病状的躯体则是灵魂的监狱。"我们期待每个人都拥有持续健康、充满活力和保持年轻的生活。《年龄革命》这本书用生命科学领域的新理念、新科技和新发现告诉我们如何才能"在 25 岁的身体里活到 200 岁"，引领我们进入一个充满希望和无限可能的时代。这也正如书中所写："健康地活着是人生最大的快乐，而且从来没有比今天更好的时代。"

这本书展示了关于年龄革命的近景洞察和远景思考。在近景中，我们可以清晰地看到现在已经有哪些技术可以延缓衰老的过程，它将衰老视为一种可以治愈的疾病，为我们打开逆龄生长的大门。而在远景中，您可以看到极具前瞻性的价值判断、意义判断和道德判断，让我们理解年龄革命所带来的复杂性和溢出问题。

更可贵的是，这本书还为每一个人都提供了实用的建议，这些建议涉及日常生活的方方面面，从身体到心理，让我们以健康的身心状态迎接年龄革命的到来。

长寿的人生会不会更幸福？人生所有的焦虑，本质上都是死亡焦虑。得以放大和延长的人生，心态上会更从容，行为上会更宽容，从而使慢生活成为可能……

长寿的人生会不会有更高质量的亲密关系？当"百年好合"从祝福变成实践，蜂鸟式爱情和天鹅式爱情将如何影响人类的生活抉择？当"四世同堂"可以延续为"十代同堂"，家庭小型化的离心力和共祖大家族的向心力将编织出一张什么样的亲缘网络……

长寿的人生会不会有更好的创造力？相逢的人会再相逢，未相逢的人也终将相逢。试想当"料峭春风催酒醒"的晚年苏东坡，遇见"我有金樽谁有酒"的少年辛弃疾，对酒当歌，是怎样的豪情万丈？试想康德和海德格尔得以碰面，在时间流变中讨论时间和时间性……

长寿面临着诸多如科学技术、道德规范、伦理学和社会学等范畴的问题，即使是热烈地讨论，也是非常激动人心的。也许未来的人类不再衰老，只是日臻成熟。历久弥新，成就生命之美，让人不禁有很多畅想和洞察。

云南白药一直立志于成为一家在老龄化社会中对抗生命熵增的医药健康解决方案公司，本书中的诸多视角和观点都引起了我们强烈的共鸣。正如我们在医药制造领域一直不断创新和追求卓越一样，《年龄革命》也展现出科技与健康领域中无限的创造力和先导性。它汇集了世界领先的健康企业家、科学家、医生和发明家的智慧，呈现了未来令人兴奋的可能性，让我们对年龄革命充满信心。

让我们一起追随科技的步伐，探索年轻的奥秘，拥抱创新。希望这本书能给读者带来无尽的启发，并踏上健康与活力的未来。

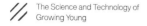
即将终结的衰老

彼得·戴曼迪斯
X 大奖基金会创始人，奇点大学创始人，《未来呼啸而来》作者

雷·库兹韦尔
未来学家，思想家，天才发明家

我们应该如何应对死亡？这一令人极度痛苦的问题贯穿人类的历史。在宗教和艺术中，我们可以理性地将死亡解释为一种解脱，甚或是一种荣耀，但在现实生活中，当有人去世时，我们并不会感到高兴。相反，我们经常幻想着青春永驻。健康地活着是人生最大的快乐，而且从未有过比今天更好的时代。不过，许多人认为，我们无法预测自己可以健康地活到多少岁。

我们俩都认为预测未来的最好方法是创造未来。解决人类面临的最棘手的问题就是我们前进的动力。我们相信技术的力量，坚信伟大的变革目标必将实现。在大多数人看来，解决死亡这个问题太疯狂了。无论你是这些人中的一员，还是已经接受了长寿的可能，《年龄革命》这本书都会打开你的视野，让你意识到人类能够战胜死亡，并且这一天很快就会到来！

大多数关于长寿的书籍都是从技术专家、科学家或医生的角度来看待这一领域的，《年龄革命》是第一本由投资人撰写、面向广大读者的书，作者探访了众多处于长寿科技前沿的公司。通过长寿愿景基金（Longevity Vision

Fund)，谢尔盖有机会接触到数百家即将在长寿领域取得技术突破的初创企业。在这本书中，谢尔盖会与你们分享这些公司掌握的第一手资料，其中包括推动创新的杰出先驱者们的故事，以及受益于这些惊人的新技术的人们的经历。每一章都展示了谢尔盖所获得的知识，以及他在获取这些知识时的兴奋之情。每一个故事都会让你觉得一切皆有可能。最重要的是，《年龄革命》通俗易懂，任何人都能毫无障碍地阅读，无论其职业或科学背景如何。

通过阅读这本书，你会得到什么呢？首先，你会发现一些正在发生的最激动人心的技术突破。其次，你将身临其境地看到工程师在物理、生物和智能层面提升人类的方式，你将了解他们在延缓人类衰老方面所做的努力。最后，你将得到关于如何优化你的生活习惯以实现长寿的实用建议。你已经有机会让自己多活 10 年或 20 年，你们中的许多人将活到 100 岁或 120 岁。再过几十年就会达到长寿逃逸速度，因此，一旦度过了接下来的几十年，我们就将有能力克服所遇到的任何问题。最终，每个人都能达到长寿逃逸速度，并彻底战胜死神。

解决衰老问题是有史以来人类付出的最大、最有价值的努力。这是一个巨大的挑战，而技术的发展就是要让不可能成为可能。在某件事取得突破的"前一天"，它只是一个疯狂的想法。但我们相信，只要拥有良好的心态、合适的技术和充足的资金，地球上的每一个问题都可以得到解决。

青春永驻这样的愿景难比登天，需要科学家、技术专家、企业家、投资人、记者和医生等人通力合作才能实现。此外，一个由充满激情的梦想家、思想家和实干家组成的团队也必不可少。为了解决衰老问题，我们需要接触并了解更多的人，为他们搭建一座通向未来的金桥。这就是我们创办奇点大学的目的，即教育、激励和赋能更多的人，让他们学会利用以指数级增长的技术来应对人类面临的重大挑战。

正因如此，当谢尔盖成为我们"登月计划"的合作伙伴，以及拟议中的健康寿命 X 大奖的开发赞助商时，我们是如此兴奋。他既热情又乐观，是我们推动这项任务向前发展所需要的榜样。一旦该项目获得资助并启动，来自世界各地的数百支团队将展开竞争，以实现长寿领域的宏大目标。最新的 X 大奖竞赛将吸引最优秀、最聪明的企业家来帮助实现必要的科学突破，进而让人类活得更长久、更健康，拥有更平等、更美好的生活。

谢尔盖是一位很好的朋友兼思想伙伴，也是不断壮大的长寿梦想家群体中很受欢迎的一员。他不仅大力支持健康寿命 X 大奖，还创建了长寿愿景基金和"长寿 @ 工作"项目，并撰写了此刻你手中的这本书，进而加入我们的行列，肩负起让这个世界变得更美好的使命。

未来比你想象的来得更快也更美好。无论你是长寿领域的新人，还是正在寻找突破性创新的老手，我们都非常高兴地向你推荐《年龄革命》这本书。这本书将告诉你，最新的科学发现和技术突破如何以各种可能的方式提升人类，以及你个人可以做些什么以参与其中。

当你开始阅读接下来的 200 多页时，我们祝愿你在未来的 200 年里健康快乐。

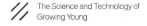
欢迎加入一场令人兴奋的年龄革命

当我刚开始撰写《年龄革命》时，我无法想象这本书将会给我的生活带来多大的改变。它给我带来了新的朋友，打开了新世界的大门，让我更容易与更有趣的人建立联系。这本书带我跨越了世界，从西方到东方，中国也是最早引进出版这本书的亚洲国家之一。

我认为这并非巧合。在健康、幸福和长寿方面，中国一直是领先的权威之一。从最早可追溯到公元前 14 世纪到公元前 11 世纪的治疗活动痕迹 [1]，到已有几千年历史的中医 [2]，中国拥有世界上最古老、最全面的医疗体系。直到今天，科学家仍在不断发现中草药中的化合物，这些化合物可能有助于新的治疗药物的开发。例如，石杉碱甲是一种生物碱，是从石松科植物千层塔中分离出来的，在西医领域中被发现有治疗阿尔茨海默病的潜力。[3] 再如，在传统上从植物麻黄中提取的麻黄碱（也被称为中草药麻黄），在美国被批准用于治疗支气管哮喘、慢性支气管炎、肺气肿和其他肺部疾病。[4]

健康地活着是人生最大的快乐，而且从来没有比今天更好的时代。然而，人们很容易迷失在那些相互矛盾的健康信息和关于健康的最新研究中。

当我第一次感染"长寿病毒"时，也就是在没有使用药物、仅通过改变生活方式就成功地治疗了高胆固醇之后，我所看到的大多数关于长寿的书籍都是从技术专家、科学家或医生的角度讲述的。因此，在成立了长寿愿景基金后，我决定写一本我在当时就希望看到的书，用一种任何人都能理解的语言写成的书。无论读者的职业或科学背景如何，每个人都能读得懂。

作为一名投资者，我每年都会与数百家最前沿的生物技术初创公司进行交流，通过这本书，我想亲自邀请你参与这场精彩的对话。你会从中获得什么呢？你会看到一些目前正在发生的最激动人心的技术突破。你将会看到工程师是如何在身体、生物学、智力和创造性等方面提升人类的。你将会了解科学家正在为升级人类衰老的过时"软件"所做的工作。此外，你还将得到关于如何优化你的长寿习惯的实用建议。

你已经有机会多活一二十年，你们中的许多人将活到100岁或120岁。随着科学技术的飞速发展，我们的子孙后代甚至有机会活到200岁或更久。最终，每个人都能达到长寿逃逸速度，并彻底战胜死亡。《年龄革命》将打开你的思维，让你知道战胜死亡的野心是多么真实和近在咫尺！

如果这听起来很疯狂，请耐心地听我说完。我们生活在一个独特且令人兴奋的时代，科学和技术之间的协同作用可以治疗以前无法治愈的疾病，延缓衰老，甚至有可能逆龄生长。在短短几十年里，治疗疾病可能就像修理你的汽车一样简单，包括更换那些无法正常工作的身体部件和内部器官。

在这本书中，你会发现令人兴奋的年龄革命，分为年龄革命的近景和远景。近景包括未来10～20年将出现的技术，这些技术有可能将人类的健康寿命延长到120岁。这些技术包括：

● 基因治疗和基因编辑，从基因层面治疗疾病。

- 器官再生，通过使用患者自己的淋巴结作为生物反应器来再生新的功能器官，从而颠覆器官移植。

- 支持人工智能的诊断，当与人类医生结合使用时，诊断效率将是医生单独诊断的 2 ～ 3 倍。

- 智能药物的研发，将使药物开发速度加快 10 ～ 20 倍，成本更低，从而降低高价药物的成本。

远景技术将在大约 20 年内面世，它们将能够延长健康人类的寿命，超过目前人们普遍接受的 120 岁的上限。这些技术包括：

- 身体互联网，它将连接人们的可穿戴设备、个人健康设备、病史、饮食、运动和生活方式选择，以及所有其他已知的基于人工智能的软件的基本数据。

- 脑机接口，这将有助于治疗神经疾病，改善记忆，并为人们的认知功能增加机器学习能力。

- 人类化身，最终可能会让我们重新定义人类。

鉴于中国在该领域的领先地位，这些技术都将成为可能。中国是一个独特的国家，拥有雄厚的人力智力资本和强大的经济，可以在长寿技术研发方面超越其他国家。中国申请的人工智能专利一直比其他国家多 [5]，是世界上最大的研发投资国之一。[6]

与此同时，对中国及许多其他国家来说，延长人们的健康寿命至关重要。中国的人口老龄化速度已经在逐渐加快，这可能会给中国的医疗体系和经济带来额外的压力。

当然，在长寿领域，中国有很多事情可以做。例如，中国可以成为世界上率先建立更关注长寿的监管框架的国家之一，承认衰老是一种疾病，或者至少将衰老视为引起癌症和心脏病等常见疾病的风险因素。这必然会带来资金，从而吸引人才，创造新的就业机会，为大型科技公司和大型制药公司开发长寿疗法创造一种商业模式，并为科学家建立研究和测试新疗法的实验室。这也将推动大学开设长寿科学课程，从而培养和吸引更多高素质人才。中国完全有可能成为世界长寿中心。

尽管中国正在以令人印象深刻的速度发展，但这些变化仍需要数年时间才能真正发挥作用。其实，每个人都可以通过个人层面的贡献来加快这一过程。我希望这本书能让你和你的亲人对长寿的愿景感到兴奋，并了解现在或在不久的将来可以采取的干预措施。我希望你对自己的健康负责，这样你才能以最好的状态迎接即将到来的突破。

未来已经到来，这些技术的发展速度令我感到震撼。自从这本书的英文版出版以来，一些技术已经取得了令人难以置信的进步。例如，基因编辑技术最初是针对罕见疾病的，现在正转向癌症和心脏病等常见慢性疾病。Tessera Therapeutics 等公司是基因编辑技术领域的先驱，其开发的基因疗法优于 CRISPR 等当前的基因编辑工具，并有可能对人类 DNA 进行所有类型的修改，从而治愈几乎所有基因突变。再如，器官再生和生物打印在几年前听起来像科幻小说，今天已经在人体试验中进行了测试。器官再生公司 LyGenesis 已经启动肝脏再生的 2a 期临床试验，该公司可以将淋巴结用作生物反应器，在人体内再生功能器官。在成功完成临床试验后，LyGenesis 很快就可以让一个捐赠的肝脏变成超过 75 个可移植肝脏的种子。这将彻底改变昂贵、高风险的移植手术，使之成为一种更简单、更便宜的门诊手术。器官再生不仅仅局限于肝脏，该公司还计划使用这项技术来治疗一些危及生命的疾病，如肾脏、肝脏、胰腺方面的疾病。你看，修复你的身体真的可以像修理汽车一样简单。

　　不过，我们没有必要等到这些技术成熟时才开始变得更健康、更年轻。如果我告诉你，你已经可以改变你的基因表达了呢？吸烟会改变你的抗癌基因，而运动可以促使你的干细胞变成骨细胞和血细胞，而不是脂肪细胞。[7] 你甚至可以仅通过干预生活方式来逆转衰老（你将在本书的结语部分找到有关建议），这一点在我的朋友卡拉·菲茨杰拉德（Kara Fitzgerald）最近的一项试点临床试验中得到了证明。在这项研究中，她在短短 8 周内让参与者的生理年龄减少了 3.2 岁！[8]

　　在这篇序言的结尾，我想感谢你们让我成为你们加入令人兴奋的年龄革命的向导。我最大的快乐是看到这本书对别人的生活产生了积极的影响，鼓励他们活得更长久、更健康、更快乐。

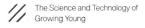

第一部分

在 25 岁的身体里活到 200 岁

The Science and Technology of Growing Young

第 1 章

准备好活到200岁了吗

科技将如何及何时
让我们活得比想象中更久

The Science and Technology of Growing Young

你可以活得足够久，直至永生。

——雷·库兹韦尔

第一个能活到 150 岁的人已经出生了。

——奥布里·德·格雷（Aubrey de Grey）
老年生物医学家

未至死，皆为生。

——塞万提斯
《堂吉诃德》作者

　　想象一下，当你迎来自己 200 岁生日时的情景。你在密闭的、温度和氧气都得到了优化的卧室里醒来，刚好获得了身体所需的睡眠时间。当你睡着的时候，血液中的纳米机器人忙着识别损伤、进行修复，并通过植入你身体的微芯片为你提供营养和药物。一系列内部和外部的诊断设备对你进行了全方位的扫描，将你的数据与全球人口的数据进行了比对，并相应地对你的日常分子食物进行了微调。你全身受损的组织和细胞都得到了修复，当你醒来时，你就和 150 年前的自己一样健康了。

　　你起了床，走进卫生间，在镜子前停下来看着镜中的自己。你骄傲地笑了。虽然今天是你的 200 岁生日，但你看起来还不到 25 岁。你的骄傲是有充分理由的，毕竟在生物学层面你已经不是 25 岁，是你选择将自己的生理年龄逆转到 25 岁。现在的你享受着 25 岁的身体所拥有的能量、健康和美丽，同时还拥有在地球上生活了两个世纪所积累的经验和智慧。

　　你走下楼梯，准备享用早餐。你的家用机器人的外观、动作和声音与人类一模一样，它们正站在餐桌边迎接你，并为你准备了一顿由实验室研发的用美味食物烹制而成的盛宴，这些食物是基于你家中每个成员的精确代谢需求而设计和制作的。

若是平时，你会看一看每日新闻以作消遣，但在你的生日聚会开始之前，你有很多事情要做，所以今天你只需将世界上最新的知识直接下载到你的记忆中。一旦下载完成，它们就永久地储存在那里。只需一个简单的命令，你就可以获得你所能想到的新闻、娱乐和数据，从轻松的爱情小说到复杂的数学方程。

在未来的世界里，遗传性疾病将不复存在。在你出生之前，它们就已经存在于你母亲的子宫内，伴随着不断进行的各种升级，它们被定期识别并修复了。传染病或精神障碍同样无处藏身，超级计算机和人工智能在多年前就找到了治疗这些疾病的方法。新出现的细菌或病毒在零号感染者身上就会被发现并很快消除，接着，该疗法会被自动编程，进入中央健康数据存储库，并被下载到地球上所有人的联网免疫系统中。

你的身体连接到网络的方式多种多样，即时的知识传递和集体数字免疫系统只是其中两种。数控的人体部件、植入的电极、专用的微芯片和在你血液中游动的纳米机器人，监控并维护你的身体系统的健康，同时让你不用动手指就能控制外部世界的一切。你不仅拥有超人般的力量、视觉和听觉，还配备有心脏、肺、肾脏、肝脏和胰腺的机械备份，这些备份会定期进行调整，每 50 年到 100 年为你更换一次。事实上，只要你想，你就可以在生理层面更新自己。这些科技进步都是由人工智能支持的，人工智能甚至比所有最聪明的人加起来还要聪明。计算机变得非常强大，相较之下，21 世纪早期的计算机看起来就像折扣商店里出售的计算器。

在生物学层面实现了永生的人类仍然会死于事故，但由于未来世界中的危险活动都是由机器人和机器完成的，所以事故非常罕见。即使你的朋友或亲人因意外而死亡，你也几乎感觉不到他已经离开，因为生物学层面已故的他拥有一个硅化身，这个硅化身的外观、声音、言谈、举止、气味，甚至思维方式都很像生前的他。当然，你的朋友得在去世之前每天将自己的大脑数字化并备份到云端，将其死前的最新版本下载到他的硅化身上是一件轻而易举的事。

当然，永生只是一个可选项，不过很少有人会放弃利用这些技术的机会。在未来，这些技术是"我们"所需要的，也是必不可少的，就像汽车、空调和最好的医疗对于今天的我们一样。疾病、衰老和死亡将成为过去。你现在对日益衰老、余生苦短和失去亲人的担忧将不复存在。只要你愿意，你就能够学习你想学习的知识，做你想做的事情，成为你想成为的人。

如果你觉得这样的世界遥不可及，那么我希望本书能改变你的看法。我愿向你们保证，这样的未来世界不仅有可能变成现实，而且它的到来几乎是不可避免的。这个世界现在已经在建设中，它将比你们预期的更早到来。

年龄革命到来了

我们正在关注即将到来的科学范式的重大转变，即年龄革命。人们普遍认为，所有生物的寿命都是有限的，人类的平均寿命只有八九十岁。其实，这一观点已经过时了，随时有可能被最新的科技成果推翻。我们将看到，人们在不久的将来能活到 100 岁、150 岁或 200 岁，甚至更久，同时还能保持健康、活力和心智健全。如果这听起来很不可思议，请你继续读下去。

玛士撒拉基金会（Methuselah Foundation）是一个非营利性组织，其创始人是企业家戴维·戈贝尔（David Gobel）与老年生物医学家奥布里·德·格雷，后者也是我所创立的长寿愿景基金的科学顾问。玛士撒拉基金会的目标是"到 2030 年，让 90 岁成为人类新的'50 岁'"。戈贝尔和德·格雷提出了预期寿命的长寿逃逸速度模型。该模型预测，当医学和技术进步的速度超过时间流逝的速度时，人类就可以无限期地活下去。下面是这个模型的工作原理。

在前现代社会，一个新生儿来到这个世界后，其平均预期寿命为 30 岁左右。今天，这一数字已经上升到 70 ～ 75 岁，其中又以 20 世纪的提升幅度最大，这主要得益于三个方面的发展：营养的改善、农业的发展和社会组织的进步；治疗常见疾病的抗生素和疫苗的发现与研发；最为关键的是，随着孕产妇和新生儿护理的改善，在分娩过程中，产妇和婴儿得到了更好的护理，婴儿死亡率大幅下降。人类的寿命提升到 70 ～ 75 岁已经是极大的进步，在许多国家，预期寿命已经超过 80 岁。如今，人们普遍接受的经验法则是，每过 10 年，全球预期寿命就将增加 1 ～ 2 岁，到 2100 年，全球平均寿命将达到 80 ～ 90 岁。这是一个相当了不起的成就。[1]

然而，科学表明，我们可以做得更好。我们对衰老的理解正以惊人的速度更新迭代。近几十年来，人类基因组计划开启了一个新的研究领域，该领域目前正在崛起。癌症研究、药物研发、机器人手术、器官和组织再生，以及医疗设备等领域的创新呈爆炸式增长。事实上，在不久的将来，更强大的计算机、人工智能和未知的创新将以指数级的速度推动社会的发展。接下来 10 年的研究成果或许将成功地使全球预期寿命增加 4 年，而不是 2 年；再过 10 年，全球预期寿命可能会再增加 8 年。最终，每年的科学进步都会增加一年或更长的预期寿命。到那时，人类的寿命将不再是 70 岁或 80 岁，而是 150 岁、200 岁或更长。理论上，这些进步甚至有可能帮助人类完全摆脱死亡的威胁。一旦达到长寿逃逸速度，无论你衰老的速度有多快，也不管你得了什么奇怪的新型疾病，科学发展都会领先一步，并提供一种现成的、价格低廉的新解决方案，让你重获健康和青春。

我知道有些人很难接受这个概念，对此我表示理解。我们对生命的个人体验被紧紧地挤压在生与死的两极之间，因为我们知道，有限的生命与死亡的必然直接从字面上定义了人们的存在。不过，长寿科学家大都不会轻易驳斥彻底延长寿命的概念。长寿逃逸速度理论在逻辑上和科学上都有其道理。只需把新型冠状病毒疫苗的研发过程放在历史背景下来看，我们就能理解人类即将取得的医学和科学上的指数级突破。从第一次天花暴发到发明预防该疾病的疫苗，人类花了几百年时间。自首次发现小儿麻痹症以来，科学家花了几十年才成功研制出疫苗。在发现 SARS-CoV-2 病毒的短短 12 个月内，多种高效疫苗就被运到了世界各地。这就是现代科学的发展速度，你甚至还什么都没看到，它就已经发生了！计算能力、人工智能，以及政府针对老龄化制定的政策即将取得的进步将迅速加速这一进程，其速度远超我们的想象（有关这些进步的更多信息，请参阅第 10 章和第 11 章）。

那么你可能会问，我们什么时候才能彻底地延长寿命呢？

从数学上来说，预测我们在未来 40 ～ 80 年的某个时点达成这个目标是令人振奋的。对一些专家来说，这则是一种相当保守的观点。作为未来学家、谷歌的工程总监，雷·库兹韦尔[①]在技术领域的准确预测为他赢得了"硅谷先知"的尊称，他表示，"再过 10 ～ 12 年"就能达到长寿逃逸速度。[2]你是否觉得这听起来很可笑？如果你正是这样想的，那应该归咎于这个概念太大胆或主流媒体对长寿科学的报道太匮乏，而不要归咎于库兹韦尔。早在将近 10 年前，库兹韦尔就预言，国际象棋世界冠军加里·卡斯帕罗夫（Garry Kasparov）将被 IBM 的深蓝这样的计算机击败。在无线通信和类似谷歌的应用出现前近 20 年，他就预言它们将得到广泛应用。他预言了自动驾驶汽车、远程学习、云计算、智能手表、增强现实、纳米设备、机器

---

① 在《人工智能的未来》一书中，库兹韦尔通过对人类思维本质的全新思考，大胆预测了人工智能的未来。该书中文简体字版已由湛庐引进，浙江人民出版社出版。——编者注

人外骨骼，以及 100 多项创新，这些预言在时间上的准确性非常惊人。在科技界，当库兹韦尔做出预测时，许多人就会以他的预测为准，再也没有人笑话他了。

很多人都在猜测长寿逃逸速度达到时会是什么样子，或者何时会发生。我们可能需要 100 年才能实现这个宏伟的目标。我们可能会发现，尽管我们在科学和技术方面尽其所能，但从技术上讲，人类依旧无法活到 115 岁或 120 岁以上。

不过可以肯定的是，在不久的将来，我们都有望活到 100 岁以上。如果库兹韦尔和其他专家的观点是正确的，科学进步的速度将继续加快，直到生理年龄被逆转，也许永生将会成为现实。我们只需要坚持足够长的时间，等待着技术把我们带向那里。

为什么要阅读这本书

我是谁？我为什么要写一本关于年龄革命的书呢？我既不是科学家，也不是技术创新者。我的第一学位是化学工程，第二学位是商业管理。我闯入长寿领域纯属偶然。在我的医生告诉我，我需要在余生一直服用他汀类药物来控制我的胆固醇之前，我对健康和长寿毫不关心。当时的我是一名风险投资家，投资于能源、采矿和房地产等"无聊"的领域。和大多数人一样，我每天都专注于当下，忙着做生意、赚小钱、找乐子、看孩子。

当我开始重新掌控自己的健康之后，我才注意到长寿领域所取得的非凡成就。一旦开始相信彻底延长寿命的可行性，我就知道自己愿意为这一不可思议的进步做出一点贡献。我从自己相对熟悉的投资领域着手，筹集了 1 亿美元来启动长寿愿景基金，以支持长寿领域的新突破。长寿愿景基金投资的公司致力于在人工智能、器官再生、基因编辑、药物研发、精准医疗、自助诊断等领域做一些非凡的事情，只有在这些领域取得突破，人类才能实现比以往任何时候都更长寿、更健康的使命。我想，这是我做出贡献的一种方式。如果我能帮助 100 万人活得更长久、更健康，那么我对这个世界就有所助益。

后来，我认识了伟大的梦想家、企业家彼得·戴曼迪斯[①]和著名的励志演说家兼教练托尼·罗宾斯（Tony Robbins）。如果你对他们中的任何一位有所了解，你就会知道他们都是非凡的人，他们都坚信个人的力量能够对整个世界产生巨大的积极影响。尤其是戴曼迪斯，他激励我去思考更宏大的问题。"为什么只有 100 万人，谢尔盖？"有一天他问我，"你的目标定得太低了。如果你打算这么做，你应该从全球的视角来思考。"在与戴曼迪斯和罗宾斯一起度过了几天之后，我确定了自己的"登月计划"，即帮助至少 10 亿人在地球上过满 100 年幸福健康的生活。

事实证明，长寿愿景基金只是我致力于实现可获得且成本合理的长寿生活的开端。我很快又创建了"长寿 @ 工作"项目，旨在帮助、指导和支持跨国企业，这些企业愿意为全球成千上万的员工营造以长寿为导向的环境。我加入了英国议会长寿小组的董事会，以帮助推动围绕老龄化这一关键议题而开展的政治运动。我还是全球 X 大奖[3]竞赛的主要开发赞助商，该竞赛的主题是激动人心的逆龄生长。

我一直致力于教育乃至激励其他人接受活得长久、健康这一使命，你手中拿着的这本书代表了我最近的努力成果。当你们阅读本书时，我希望你们明白，这本书并不是一本新时代的、简短的自助指南。请不要仅仅因为我们

[①] 戴曼迪斯与畅销书作家史蒂芬·科特勒合著了《未来呼啸而来》《富足》《创业无畏》三本书，讲述了指数型技术将如何变革我们的思维与生活。三本书中文简体字版均已由湛庐引进，分别由北京联合出版公司、浙江人民出版社出版。——编者注

谈论的是活到 200 岁以上这个话题，就以为这本书一定充满了一厢情愿的假设和捏造的观点。我认为自己是一个"谨慎的乐观主义者"。对像我这样的投资人来说，批判性分析和健康的"资产负债表"是必不可少的。（只要问问我的孩子们，当他们告诉我他们已经完成了家庭作业时我的反应，你就能知晓这一点。）在生活和工作中，我只信奉一条原则：**找出真正有效的方法。**

这是一本关于真实的技术发展的书。多年来，我和我的团队有幸造访了世界上一些最聪明的科学家、技术专家、医生、投资者和企业家的办公室与实验室，此外，我们还查阅了成百上千的学术论文、新闻、书籍和演示文稿，以完成这本现在被你们拿在手中的书。我亲自与 50 多位引领我们这个时代的年龄革命先驱进行了交流，并采访了他们。他们之中有像哈佛大学遗传学教授大卫·辛克莱（David Sinclair）这样的超级明星，也有长寿领域的著名先驱德·格雷，还有天才遗传学家乔治·丘奇（George Church），他帮助开发了世界上第一个直接基因组测序方法。此外，我还采访了辛西娅·凯尼恩（Cynthia Kenyon），她是世界上最重要的衰老分子生物学和遗传学权威之一，也是谷歌支持的 Calico 实验室副总裁。我也与史蒂夫·霍瓦斯（Steve Horvath）进行了交流，他发明了第一个表观遗传时钟，这是一种从生物学角度而不仅仅是通过出生日期来测定年龄的方法。

我还曾与富有远见的未来学家一起座谈，如东京大学教授田智前、牛津大学人类未来研究所高级研究员安德斯·桑德伯格（Anders Sandberg）、美国企业家玛蒂娜·罗斯布拉特（Martine Rothblatt）[1]、美国国家科学院院士罗伯特·兰格（Robert Langer）和未来学家杰米·梅茨尔（Jamie Metzl）。田智前提出了人类化身的概念，他将其称为"远程存在"，这是一种高度真实的远程虚拟现实形式。桑德伯格是为数不多的研究全脑仿真和技术性永生的真

---

[1] 罗斯布拉特的著作《虚拟人》全景展现了人类未来的数字化生存图景，该书中文简体字版已由湛庐引进，浙江人民出版社出版。——编者注

正专家之一。作为非凡的博学之士，罗斯布拉特不仅研究器官再生，还是一位制药企业家。兰格则是多产的发明家，也被称为"医学界的爱迪生"，还是莫德纳公司的联合创始人——你可能知道，这家公司研发了首批新型冠状病毒疫苗之一。梅茨尔是一位公共政策专家，著有《破解达尔文》（*Hacking Darwin*）一书。我曾与世界上最著名的自称豚鼠和生物黑客大师的戴夫·阿斯普雷（Dave Asprey），以及著名的神经学家和营养专家戴维·珀尔马特（David Perlmutter）深入交流。我甚至联系了广受好评的电影导演彼得·杰克逊（Peter Jackson），他获得过三项奥斯卡奖和一项金球奖，我也询问了他对人类化身和永生的看法。

本书的指导原则始终如一，即以公正和实事求是的方式分享我在长寿科技的最前沿所学到的东西。我确实会就你现在可以做些什么以活得更好、更久提供建议，但我不会提供速效又万能的解决方案，也不会鼓励你尝试成为最新的生物黑客。对于科学技术在我们谈论的相对狭窄的时间范围内无法实现的事情，我不会做出任何承诺。如果你想炼制长寿仙丹，那这本书并不是最适合你的。

这本书的另一个目标是提供一幅实现青春永驻的路线图，你即便没有博士学位也能读懂。市面上有很多关于长寿的书，那些作者的受教育程度比我高，他们在书中列出的科学依据也更翔实。在解释衰老这一生物过程的复杂细节方面，他们做得比我希望的要好得多。尽管这些书给人留下了深刻印象，但对我和普通读者来说，其中许多书过于专业或学术化。我猜，你们中的大多数人都没有科学学科的高等学位。至于那些拥有这类学位的人，他们可能已经花了大量时间去草草阅读那些永远陪伴他们的科学资料，即便他们的一生像我们今天所享受的那样相对较短。为了公正地对待某个特定的主题，或者在人类生物学的奇迹太有吸引力而不能不分享的地方，我会不时地邀请你们进入一处满是生物过程、迷人的实验或统计数据的景观，享受一次短暂的旅行。在大多数时候，本书讲述的是一些了不起的人的故事和想法，他们是我在帮助 10 亿人活到 100 岁的探索过程中发现的。

我相信未来会出现某种形式的极端长寿。它可能会以激进的方式将人类的寿命延长到 150 岁或 200 岁。极端长寿可能会以技术性永生的形式出现，在这种形式下，生命的新定义被永久保留。极端长寿甚至有可能是真正的生物性永生，到那时，人类将获得选择是否继续延续自身生命的权利。我相信，全新概念的延年益寿将很快变成现实。在迈向这一激动人心的未来之前，我们先来仔细探讨一下长寿的真正含义。

第 **2** 章

长寿是什么

长寿的三个秘诀
与年龄革命的两个视野

The Science and Technology of Growing Young

变老不一定只朝着一个方向行进。

> ——胡安·卡洛斯·伊兹皮苏亚·贝尔蒙特
> （Juan Carlos Izpisua Belmonte）
> 药理学家

对蒙昧无知的人来说，老年只是人生的冬季；
对学富五车的人来说，老年正是收获的季节。

> ——《塔木德》

我不想通过我的作品获得永生，我想通过真的不
死来实现它。

> ——伍迪·艾伦（Woody Allen）
> 电影导演

　　长寿究竟是什么？乍一想，人们很容易认为长寿仅仅意味着活得更久。然而，如果长寿同时也意味着生病与失能，那我们谁也不想活得那么久。长寿是否意味着我们健康有活力地进入"老年"的同时活得更久？是否意味着那些会降低我们的生活质量、缩短我们的寿命的常见疾病已经被消除了？是否意味着当我们变老时，我们看起来依然年轻，自我感觉也仍然年轻？是否意味着人类彻底战胜衰老，实现永生？或者，这是否意味着随着年龄的增长，我们在生理上反而会变得更年轻？

　　在很大程度上，答案就是"以上皆是"。正如你将了解的那样，衰老过程的各个方面相互重叠，我们很难将这些概念分离开来。如果你改变了其中之一，其他方面很可能也会受到影响。然而，对研究长寿的人来说，将长寿目标分解为离散的影响区域是非常有用的。在重构我们与年龄和衰老的关系时，这些先驱者主要关注三个关键的"长寿秘诀"，即**预防过早死亡、延长预期寿命和逆龄生长**。现在让我们来看看这三个维度之间的区别。

长寿秘诀一：预防过早死亡

在所有长寿秘诀中，预防过早死亡是最基本的。毕竟，医疗保健行业存在的意义不就是"预防死亡"吗？无论是通过手术干预、药物处方，还是改变生活方式和营养供给，现代医学的大多数手段都是基于治疗疾病、修复机体损伤和出生缺陷、采取适当的预防措施，以及在其他方面做正确的事情，以避免生命过早终结。

巴克衰老研究所位于美国加利福尼亚州诺瓦托市，是世界上第一家专门研究长寿的机构，其首席执行官埃里克·威尔丁（Eric Verdin）表示，人们有可能比现在活得更久。"现在的预期寿命根本没有得到优化，"威尔丁告诉我，"如果我们实现了现在已知的一切，人们的平均预期寿命应该已经接近100岁了！"[1] 这听起来还不算太糟！在未来几年，新研究和新技术会如同寒武纪生命大爆发那般激增，并帮助我们消除导致过早死亡的许多（如果不是大部分）因素。这些研发成果包括许多"微型革命"，它们将是下一章的主题。

还有一个因素也可以帮助我们预防过早死亡，它与医学研究几乎没有关系。这个因素就是我们生活的外部环境正变得更加安全有序，可以帮助人们避免过早死亡。例如，全世界每年发生的交通事故造成了数万人死亡、数百万人受伤或残疾，而自动驾驶汽车将从根本上改变这一现状。[2] 在工厂、石油钻井平台和其他危险环境中也出现了类似的防护措施。预警海啸和地震的早期传感系统早已就位。精准外科手术机器人很快就会推广使用，这将大大减少人类医生每年出现的数千次致命手术错误。最终，因意外而导致的过早死亡的人数将会大幅减少。在本书中，我会经常提及那些有助于减少过早死亡人数，从而提高全球平均预期寿命的创新。

长寿秘诀二：延长预期寿命

长寿领域还有一个预期寿命数字，即最大预期寿命或称人类寿命的已知上限。也许你听说过法国女人让娜·卡尔芒（Jeanne Calment），她被认为是有记录以来寿命最长的人。在众多关于这位超级人瑞的精彩故事中，有一个故事是她将自己在阿尔勒的公寓出售给她的律师安德烈·弗朗索瓦·拉夫雷（Andre-Francois Raffray），彼时她已经 70 岁，而拉夫雷 45 岁。除了少量的首期付款外，拉夫雷还要每月支付给她 2 500 法郎的分期付款，直至她去世，届时他将完全拥有这套公寓。这种"以房养老"的交易很常见，考虑到卡尔芒的年龄，拉夫雷自然认为这套公寓很快就会成为他的。不巧的是，卡尔芒居然比他还多活了 2 年，最终在 122 岁时自然死亡。在法律上，拉夫雷的妻子甚至在丈夫去世后仍有义务继续向卡尔芒支付分期房款。

目前，全世界有数十万 100 岁以上的男性和女性（其中大多数是女性），还有相当多的人超过了 110 岁。在我撰写本书时，世界上已知最长寿的人田中凯恩即将打破卡尔芒的纪录[1]。根据过去的记录，大多数科学家认为今天人类的最大预期寿命，也即寿命中的"声障"[2]为 115 ～ 125 岁。如果我们能将最大预期寿命延长 10 年、25 年，甚至 50 年呢？如果我们能实现"超声速"的预期寿命呢？我采访过的绝大多数长寿科学家都认为，预期寿命的延长是一个不可避免的现实，而非雄心勃勃的幻想。

衰老，甚至死亡并不像你想象的那样不可避免，对于这一点，自然界已经给出了足够多的证据。就我们所知，原核生物——细菌和其他单细胞微生

---

[1] 田中凯恩于 2022 年 4 月 19 日去世，享年 119 岁，并未打破卡尔芒的纪录。——编者注
[2] 声障是指运动速度到达声速之前，阻力突然增加的现象。——编者注

物根本不会衰老，至少不会像我们这样衰老。如果有足够的食物并消除意外因素，原核生物可以存活数亿年。即使在包括人类在内的真核生物中，有些植物和动物也可以活得非常久。海洋圆蛤的寿命可以超过 500 年，深水黑珊瑚已经存活了 4 000 多年，人们在一块古老的琥珀中发现了一种有 4 500 万年历史的酿酒酵母（啤酒酵母），它至今仍在努力工作，生产出极其"老派"的啤酒。[3] 哺乳动物中也有极其长寿的例子，一些弓头鲸能够存活 200 多年。

真核生物有可能永久存活吗？虽然这很难确定，但有证据表明，这是有可能的。狐尾松、水螅和灯塔水母都是真核生物，它们在适宜的环境中可以存活数千年，甚至"永远"活下去。我们将在第 10 章进一步讨论"生物性永生"的概念。

通过观察动物王国，我们可以清楚地看到预期寿命是可变的。以美国萨佩洛岛的负鼠为例，虽然大多数负鼠的寿命只有 2 年左右，但在佐治亚州海岸外的萨佩洛岛上，一群负鼠生活在没有天敌的环境中，其寿命比它们的大陆近亲长 25% ～ 50%。这表明，在没有捕食者或其他导致过早死亡的外部因素的情况下，促进长寿的基因将被遗传下去，这个物种的平均预期寿命会延长，甚至可能是无限期的延长。

其实，人类的自然寿命是否被限制在 115 ～ 120 岁的范围内可能无关紧要，只要我们大胆地发展科技，我们就能够在没有发生大灭绝的情况下一直活下去。目前，老年病学家正在开发从热量限制到器官置换的一系列技术，这些技术已经产生了令人印象深刻的结果。在接下来的章节中，我们将了解其中一些激动人心的技术突破。

正如你们将看到的，延年益寿是令人兴奋且有望实现的长寿秘诀之一。一些老年病学家则更进一步，他们提出疑问，如果延长寿命的最佳方式不是预防过早死亡或延长自然寿命，而是更为简单的逆转衰老，那会怎样？我们先来看看"逆龄生长"的含义。

长寿秘诀三：逆龄生长

从非专业观察者的角度来看，预防过早死亡和延长寿命的雄心壮志是相当可靠的目标。毕竟，现代医学是建立在预防过早死亡这一原则之上，而且平均预期寿命已经得到显著提高。然而，人们对长寿的第三个秘诀，即逆龄生长的现实前景，以及随之而来的所有能说明问题的迹象时而充满热忱，时而又充满怀疑。这就是令持怀疑态度的人烦恼又纠结的地方。我们无法摆脱对衰老的焦虑，随时准备利用这一点兜售灵丹妙药的销售人员并不少见。除了像本杰明·巴顿（Benjamin Button）①这样的虚构人物，真正实现返老还童这一想法似乎很荒谬。

在现实的科学世界中，一些科学家正努力让人们相信人类有可能完全逆转衰老，其中包括约翰·格登（John B. Gurdon）和山中伸弥。在 20 世纪 60 年代，生物学家格登因克隆青蛙而出名，他将青蛙肠道中的 DNA 插入两栖动物的卵细胞中，证明了再生生物体所需的所有信息在细胞发育过程中都得以保存。干细胞研究者山中伸弥扩展了格登的研究，他发现了 4 种特殊的基因，这些基因可以诱导成熟细胞恢复其原始的多能性状态，从而能够发育成任何器官或组织。这 4 种基因又被称为"山中因子"，它们有效地为成熟细胞逆转衰老创造了条件。（他们还排除了破坏胚胎以进行干细胞实验的必要性，而在山中伸弥的发现之前，这种有争议的做法一直存在。）正是因为这些成就，山中伸弥和格登在 2012 年共同获得了诺贝尔生理学或医学奖。[4]

① 本杰明·巴顿是电影《本杰明·巴顿奇事》的主人公，该电影讲述了一出生便拥有 80 岁老人形象的本杰明·巴顿，随着岁月的流逝逐渐变得年轻，最终回到婴儿形态，并在苍老的恋人黛茜怀中离世的奇异故事。——编者注

几千年来，返老还童一直只存在于人们的想象和传说中，如今，重返青春的秘密似乎已经被人们发现了。然而，这些"山中因子"真的能使现存的、成年的有机体恢复活力，让已经变老的它们再次焕发生机吗？

为了寻找答案，我们驱车前往加利福尼亚州圣迭戈郊外的拉霍亚，与索尔克生物研究所基因表达实验室主任胡安·卡洛斯·伊兹皮苏亚·贝尔蒙特会面。贝尔蒙特和他的研究团队正在开展一项研究，看看是否可以使用"山中因子"来逆转小鼠的衰老。他们让实验小鼠暴露在"山中因子"下，这是一个非常微妙且不可逆转的过程，令人难以置信的是，它竟然奏效了！通过显微镜，贝尔蒙特的团队观察到小鼠的肌肉、皮肤和器官组织得到了修复和再生。它们的心血管和其他系统也运转得更加良好。这些小鼠看起来更年轻了，灰色的毛发斑块也恢复了原本的色彩！请注意，这不是偶然事件，贝尔蒙特成功地使小鼠变得更年轻，这一成果已在其他实验室使用其他方法进行了复制。

逆龄生长是真实存在的，它就在那里，至少，如果你是一只老鼠的话。

那么人类呢？如果你仍然认为人类的逆龄生长只存在于科幻小说中，那我不得不告诉你，这种可能性的模型已经存在于自然繁殖中。男性和女性出生时体内的生殖细胞都是有限的，因此，精子或卵子的实际年龄与身体的其他部分相同。但不知何故，当它们结合在一起时，胚胎细胞的年龄被"重置"为零。除了本杰明·巴顿那种虚构出的特例，所有婴儿出生时都很小，与用细胞制造他们的父母的年龄并不相同。如果这种年龄重置的现象已经存在于自然界中，那么我们为什么会认为通过科学干预复制它完全不可能呢？我们只是需要时间来弄清楚怎么才能做到而已。

这需要多长时间？我很高兴回答这个问题。当你第一次看到长寿领域正在取得的科学进展时，你并不清楚什么是"已经实现"，什么是"快要实现"，什么是"有一天可能会实现，但那一天离我们还很遥远"。因此，我将未来分为两个不同的阶段，即年龄革命的近景和远景，以便使年龄革命的发展路径更为清晰。下面，让我们一起来看看这两个阶段。

年龄革命的近景：活到 150 岁

在阅读本书时，你将发现一些惊人的新技术，毫不夸张地说，在未来5 ~ 20 年，这些技术将改变你目前所知道的、所思考的关于寿命和医疗保健的一切。这听起来可能很不可思议，但创新会使其成为现实。科学家、企业家和长寿领域的投资者已经在拓展长寿和衰老的边界，而这是我们曾经认为有可能实现的。

我们将踏上一段激动人心的旅程，去探究最新、最伟大、"快要实现"、与长寿相关的创新。它们将带领我们穿越先进的人工智能的世界，从药物研发到自助诊断，再到疾病管理，人工智能正在从根本上改变医疗保健的各个方面。我们将探索基因工程的世界，在你有生之年，基因工程极有可能就消除了所有遗传性疾病和大多数癌症。我们将了解长寿科学家正在研究的器官与组织再生和更换的多种方法。也许有一天，获得新的心脏、肺、肾或肝脏，可能会像做眼科手术或更换牙齿一样容易。我们将考察新的诊断设备和医疗模式，这些设备很快就能每天甚至持续扫描你的身体，以寻找疾病的踪迹。我们将探究健康大数据是如何催生一种新的医学范式的，这种范式能够针对你的生物标志物进行个性化处理，从而大大提高医疗保健措施的有效性。我们将研究药物干预措施，这些干预措施可能很快就能使活到 150 岁成为可能且变得可行。

一路上，我们还将停下来了解衰老这个复杂的过程本身。如此一来，你就能理解这些有助于实现年龄革命近景的技术为何如此令人兴奋。

年龄革命的远景：活过 200 岁

事情在这一部分会变得有点奇怪，这不是开玩笑。在年龄革命的远景里，我们将研究，当你已经活到 200 岁甚至更老的时候，看起来且自我感觉仍然只有 25 岁会是怎样一种体验。我们将从生物与技术两个层面来探讨长生不老的定义和体验。在未来的世界里，机器人、虚拟化身、虚拟现实、量子计算机和人工智能不仅非常先进，而且同时存在，你将既不知道也不关心你身旁的人是否还是生物意义上的人。我们将了解脑机接口、内存安装，以及将你的意识的完美仿真上传至云端的过程。我们还将探讨，如果人类"永远"活着，世界可能面临的挑战和伦理问题，即这对人类的情感、社会结构、政府、环境、经济和农业意味着什么。我们将思考意识的本质和自由意志的重要性。最终，我们会发出疑问，长生不老是否违背了道德？这是一个很好的问题，也是我在最后一章中试图回答的问题。

复杂的衰老过程本身是导致人类死亡的最大风险因素。现在还没有灵丹妙药可以延缓衰老，在实现年龄革命的近景乃至远景的过程中，可能也不会出现让人长生不老的仙丹。不过，长寿领域的研究人员正在了解衰老过程，并通过创新延缓衰老，解决随之而来的所有与年龄相关的疾病和衰退。

本书提供了一幅路线图，帮助你厘清构成年龄革命的各项创新。若想做到这一点，我们必须把事实和虚构区分开来，坚信并践行切实的构想，同时抛弃缥缈的幻想。在这次旅行中，我将始终保持脚踏实地的理性态度，并对即将开启这场年龄革命的惊人发现和技术充满热情，希望你们也能感受到我的兴奋之情。

活得足够久，直至永生

在探究年龄革命的近景之前，我先为你们介绍一下本书的结语。在结语中，我将提供一些实用的建议，比如今天的你可以做些什么来延长自己的寿命，这样你就能以良好的健康状态迎接年龄革命近景的到来。其中一些建议其实就是"你母亲告诉你的事情"，只是多了统计数据和科学知识的支持。事实是，无论我们目前的年龄多大或健康状况如何，几乎所有人都可以活到至少 100 岁。不过，你必须在你还（相对）年轻的时候就决定自己的命运！

当然，这并不容易。饮食、锻炼和生活习惯可能比你所认为的或想象的还要重要。我会给你提供一些技巧和技术工具，让你免于过早死亡。我还将探讨心理状况、思维方式、睡眠习惯和社会关系，这些都影响着长寿和健康生活。我将与你们分享学术研究人员、著名作家、医生和科学家的成果，他们不仅为本书提供了建议，还慷慨地贡献了自己的知识。我还将分享我保持健康生活的独家经验，并告诉你们什么能让我感觉更良好、看起来更年轻。

我不建议你尝试未经测试的药物、专供精英阶层的昂贵治疗方案或冒着风险成为生物黑客。那些渴望长寿的人应该抛弃阻碍他们前进的东西，拥抱功能性、实用性和可实现的东西，并使用真正有效的东西，这样就足够了。

我相信，在阅读了结语之后，你将重新燃起对健康的热情，并积极采取行动延缓身心衰老。你也会对如何创造机会让自己活到至少 100 岁有清晰的认识。毕竟，正如雷·库兹韦尔和医学博士特里·格罗斯曼（Terry

Grossman）所说，我们需要做的就是"活得足够久，直至永生"⁵。话虽如此，我们还是先了解一下年龄革命的近景吧。

好了，话不多说，毕竟我们还没有实现永生。让我们开始我们的旅程——欢迎来到年龄革命的世界！

第3章

长寿的谬误与技术突破

关于长寿的三种谬误
与打破谬误的四项技术突破

The Science and Technology of Growing Young

每一场革命都源自一个人心中的一个想法。

——拉尔夫·沃尔多·爱默生
哲学家、文学家

我们总是高估未来 2 年将发生的变化，而低估未来 10 年将发生的变化。

——比尔·盖茨
企业家、全球健康先锋

谁愿永生？

——弗雷迪·莫库里（Freddy Mercury）
摇滚歌手、皇后乐队主唱

当我走过梵蒂冈城宏伟的石门时，我感觉自己仿佛穿越回到了中世纪。建筑物里的空气中弥漫着一股陈腐的霉味，仿佛已经被厚厚的墙壁围困了好几个世纪。当我漫步在昏暗的走廊上时，我感觉自己变成了《达·芬奇密码》中的一个角色。其实，我并不是来揭开过去的秘密的。恰恰相反，我来到罗马，越过边境，进入世界上最小的国家，是为了探索很快就将使人类得以延年益寿的科技突破。当我离开的时候，我更加确信世界上所有人的寿命很快就会延长。

我此次前来是为了参加一场会议，其正式名称是"科学、技术和 21 世纪的医学将如何影响文化和社会"。然而，这场会议的真正主题更加吸引人，即如何逆转衰老并大幅延长人类的寿命。这一活动受到罗马教皇方济各的祝福，其灵感来自梵蒂冈希望更加与时俱进，以振兴其历史，并增加对年轻人的吸引力。

当我在一个宽敞的大厅里落座时，我环顾了一下 300 位受邀的嘉宾。从某种程度上说，这是一群不同寻常的人。在接下来的 3 天里，我们探讨了一些极具吸引力的概念，诸如人类基因工程、利用自身构建模块使身体恢复活力的干细胞疗法、抗癌药物研发的突破性进展，以及永生所涉及的道德问题。

我们以小组讨论开启了第一天。我的好朋友和榜样、X 大奖的创始人彼得·戴曼迪斯告诉听众，在接下来的几十年里，人体的定义将会以一些惊人的方式发生变化，人类的寿命也会相应地延长到至少 150 岁。说到这里，他停了下来，兴奋地问："你们谁想活到 150 岁？"

我立即举起手，坐在我周围的 X 大奖竞赛的参与者也纷纷举起了手。尽管我对这个激动人心的提议充满了无限的热情，但戴曼迪斯的表情则是震惊和惊讶。当我转身扫视大厅里的其他人时，我立刻明白了原因。事实上，只有一小部分与会者举了手。显然，戴曼迪斯一直期待着这群人热情地接受延长寿命的观点，毕竟，这些人正致力于治愈疾病、改善健康和延长寿命。那么，他们为什么不希望自己也健康长寿呢？

事实证明，这种对延长寿命的冷淡反应非常普遍。在皮尤研究中心发布的一份关于彻底延长寿命的报告中，56% 的美国人表示，即使有机会，他们不想活到 120 岁。[1] 这简直是一场悲剧！年龄革命即将到来，这是有史以来人类第一次真正有机会大幅延长自身的寿命。然而，许多人仍然对此嗤之以鼻。

那天发生的事情一直困扰着我，尽管那次会议早已在我的记忆中淡去。推动年龄革命是我的激情所在。为了家人、朋友、同事和自己，我下定决心要活得尽可能久。自然而然地，我也认为大多数人应该抓住延长寿命的机会！因此，我开始努力地去探究他们的保留意见。

我发现，对年龄革命持怀疑态度的人往往认同下述常见谬误中的一个或多个。

谬误一：活得久意味着活得差

许多人都清楚地记得，祖父母或其他老人在达到一定年龄后生活质量显著下降。他们的骨骼变得很脆弱，肌肉也开始萎缩。他们的皮肤逐渐变薄，甚至呈半透明状态，并且布满难看的斑点。他们步履蹒跚，也许只能在助行器的帮助下一瘸一拐地走路，甚至绵软无力地瘫坐在轮椅上。他们说话时声音颤抖。他们努力打理个人卫生。他们经常忘记你的名字，甚至有可能忘记自己的名字。他们虽然努力地活着，但过得并不好。

没有人想要这种生活。当然，更没有人希望这种生活持续数十年。然而，活得越久不就意味着处于老年的时间越长吗？

当然不是这样。鉴于上述经历，我很同情那些相信这种说法的人。人们认为活得越久就意味着衰老持续的时间越长，这是可以理解的，但又是完全错误的。追求长寿并不是追求无限期地延长衰老，而是尽可能地避免我们所知的"老年"生活。年龄革命的目标是让人们保持年轻或至少保持相对年轻，而且远远超过当前的标准。你们将在本书中看到，这是完全有可能实现的。

谬误二：长寿是危险且自私的

反对年龄革命的人的第二个反对意见是，年龄革命将导致严重的全球人口过剩，农业生产将不堪重负，生态系统和全球气候将急剧恶化。富人会变得更富有，而穷人会变得更贫穷。工作将成为奢侈品，世界秩序行将崩溃……

我也很关注这些问题，这源自一种全球责任感。然而，现实与焦虑并不匹配。正是基于这种存在缺陷的逻辑推导，18 世纪的英国经济学家托马斯·罗伯特·马尔萨斯（Thomas Robert Malthus）预测，人口过剩会导致大规模的饥荒。在每一个时代，人类都在恐惧中想象着这样的事情，直到科技创新使这种担忧变得毫无意义。这并不是说摆在我们面前的挑战不值一提，重大的挑战依然存在，我们将在第 11 章进行深入探讨。

技术进步已经为可持续的人口增长扫清了障碍。农业生产效率的增速超过了我们消耗农产品的速度。为了应对气候变化，技术和政治领域已经在进行鼓舞人心的变革。消费者带头行动起来，努力做出改变，这预示着一个更加光明的未来。即使在全球森林砍伐等最令人担忧的领域，我也会给出强有力的理由，让你们变得积极乐观。

与此同时，全球生育率持续下降，每名育龄女性平均生育的婴儿已经从 1950 年的 4.7 个下降到 2021 年的 2.4 个左右。随着结婚人数的减少和人们选择少生孩子，生育率将进一步下降。在未来的几十年里，西班牙和日本的人口预计将减少一半。其他发达国家的人口也会急剧下降。与大多数人的想法相反，年龄革命是维持全球人口平衡的稳定力量，而不是使其恶化的因素。[2]

谬误三：延长寿命不可能实现

至于有关年龄革命的第三个谬误，根本没有反映出人们对长寿带来的负面影响的担忧。这个谬误来自那些根本不相信人类可以活得更久更健康的人。对于那些宣扬这一观点的人，我的同情心几近于无。那些不愿意改变现状的人可能要么缺乏想象力，想象不到生活会变得多美好，要么就是太害怕改变本身。

事实上，在与今天相比相当落后的医疗保健水平和技术条件下，人类已经活到了 120 岁。我们没有理由相信大多数出生于 21 世纪早期到中期的人活不到 100 岁。自然界没有任何规律表明彻底地延长寿命是不可能的。我们把人送上了月球，克隆出了羊，并成功建造了核反应堆。我们发明了微波炉、人造心脏和避孕药。延长寿命只是我们要解决的又一个科学问题。

很快，延缓、逆转乃至终结衰老将成为医疗保健行业普遍接受的远大目标。技术的融合使之成为必然。对基因和细胞的理解与操控，小型健康诊断设备的升级，以及从药物研发到精准治疗等领域对数据的有效利用，正在从根本上改变我们对医疗保健和衰老的看法。

当谈到年龄革命时，我指的是目前在某些科学技术领域进行的多项突破性研究的累积效应。这些平行发展的科技共同构成了"曲棍球棒增长曲线"的开端，并将最终改变世界。

让我们来看看其中一些研究所取得的突破。

技术突破一：基因工程的突破

2003 年，人类基因组计划完成了测序工作，成功地对人类的整个基因组进行了测序，30 亿个核苷酸碱基对代表着大约 2.5 万个单体基因。该项目可以说是历史上最宏伟的科学项目之一，共耗资数十亿美元，历时 13 年才完成。如今，只需一个下午的时间，你的基因组就可以完成测序，其实验室成本低至 200 美元。

这一壮举带来的影响是革命性的。借助基因测序，我们能够预测许多遗传性疾病及人们罹患癌症的可能性。著名的电影明星安吉丽娜·朱莉

（Angelina Jolie）的基因组测序表明她极易罹患乳腺癌，随后她进行了预防性双乳切除术，从那以后，基因测序的这种益处便广为人知。基因组测序有助于科学家和医生了解多种或常见或罕见的疾病，进而找到治疗方法。不断发展的人工智能则有助于确定针对每个患者的精准治疗方案。

长寿科学家还发现了一些所谓的"长寿基因"，这些基因可以让那些拥有它们的人获得长寿和健康。现在，科学家比以往任何时候都更了解基因与衰老之间的关系。虽然基因在我们一生中并没有发生显著变化，但我们的表观基因组①会发生变化，而表观基因组是指围绕着基因并决定基因表达方式的化学修饰系统。事实证明，出生证明上的日期只是确定你年龄的一种方式。许多长寿科学家认为，人类的表观基因组的生物年龄要重要得多。

最重要的是，随着科学的发展，我们开始掌握改变基因组和表观基因组的方法，以获得更健康的身体、更长久的寿命。CRISPR-Cas9 和其他基因编辑工具等新技术赋予了医生非凡的能力，真正实现了个人基因的插入、改变或删除。在不久的将来，我们将能够抑制或移除与疾病相关的基因，插入或强化与长寿和健康相关的基因。

基因编辑只是基因革命中的新兴技术之一。有些患者自身的基因不能产生必需的蛋白质，基因疗法的工作原理就是有效地提供产生这种蛋白质的基因。这一疗法已经应用于少数罕见疾病，并很快就会成为一种常见且极其有效的治疗方法。美国食品药品监督管理局（Food and Drug Administration, FDA）预计，到 2025 年将批准 10 ~ 20 种此类疗法。

目前，基因治疗领域最具革命性的成果可能是 CAR-T 细胞疗法。这是一种治疗癌症的方法，科学家通过这种方法修改患者自身免疫系统中的 T 细胞，以对抗他们身患的特定类型的癌症。科学家在实验室中为这些 T 细胞配

---

① 表观基因组的英文为 epigenome，来自拉丁语 epi，后者意为"超过"或"接近"。——编者注

备了抗原受体，所以它们能够根据癌细胞的特定特征去锁定并杀死癌细胞。接着，T 细胞被重新引入患者体内，它们能够杀死癌细胞，然后保持警惕，以防癌症复发。据估计，癌症每年会夺去 1 000 万人的生命，而 CAR-T 细胞疗法很可能会消灭这一祸害。

技术突破二：再生医学的突破

推动年龄革命的另一项重大变革来自再生医学领域。在衰老过程中，人体的系统和组织会发生故障，身体的自我修复和补充的能力也会逐渐丧失。因此，那些健康且长寿的人最终也会面临心力衰竭、免疫力下降、肌肉萎缩和其他退行性疾病。为了实现活到 200 岁的雄心壮志，我们需要找到一种修复身体的方法，就像我们修理汽车或翻新房屋一样。

一些很有前景的技术逐渐为实现这一目标指明了方向。美国食品药品监督管理局已经批准了一些针对特殊情况的干细胞疗法，不过这些疗法尚未得到广泛应用。干细胞的职责是生成人体内的所有细胞、组织和器官，随着人们年龄的增长，干细胞会逐渐失去创造新细胞的能力。

目前，使用患者自身的干细胞的新疗法正在努力扩展身体自我再生的能力。这些疗法有望保护我们的视力、心脏功能、关节灵活性，以及肾脏和肝脏的健康。它们还可以用于修复脊椎损伤，并帮助治疗从糖尿病到阿尔茨海默病的一系列疾病。美国食品药品监督管理局已经批准了 10 种干细胞疗法，更多的疗法正在研发中。

用干细胞来补充或恢复现有的组织和器官只是修复身体的方法之一，如果能够培育全新的器官呢？这听起来很有未来感，而它正在变成现实。全世界有数百万人正在等待新的心脏、肾脏、肺、胰腺或肝脏，他们很快就能通过 3D 生物打印、内部"生物反应器"或新的异种器官移植方法来定制自己的替代器官。例如，猪的肺和心脏中的胶原蛋白支架就可以派上用场，这些支架会与受体自身的细胞相结合。

即使这些新的生物器官失效，还有作为备选的机械解决方案。现代生物工程已经成功地恢复了人类丧失的视觉和听觉，其原理是利用计算机传感器和电极阵列将视觉和听觉信息直接发送到大脑。约翰斯·霍普金斯大学开发的假肢是众多机械肢体中的一种，它不仅近乎完美地复制了真实手臂的力量和灵活性，而且可以直接由佩戴者的大脑控制，佩戴者只需考虑所要做出的动作。如今，机械外骨骼能够帮助截瘫患者参加马拉松比赛，人工肾脏和机械心脏则让那些器官衰竭的患者能够多活数年，这大大超出了人们之前的预期!

技术突破三：医疗硬件的突破

支撑年龄革命的第三个发展领域是互联设备，这也是大多数人所熟知的领域。你可能已经很了解常见的可穿戴健康监测设备，如 Fitbit、Apple Watch 和 Oura 戒指。借助这些设备，用户能够快速获取个人健康数据。目前，对这些数据的大多数解读相对而言都微不足道。此外，小型健康诊断设备也在迅速发展。很快，可穿戴、便携式和嵌入式设备将推广开来，并从根本上减少癌症和心血管疾病等疾病导致的过早死亡，同时使全球预期寿命增加几岁，甚至几十岁。

在这个领域，早期诊断是推动年龄革命的关键所在。在全球每年死亡的近 6 000 万人中，超过 3 000 万人的病情如果能及早发现，后期是有可能治愈的。这其中大多数是非传染性疾病，如冠心病、中风和慢性阻塞性肺病（支气管炎和肺气肿）。目前，即使你参加年度体检、停止吸烟、注重饮食健康、避免无保护措施的性行为，在很大程度上你仍然无法百分百避开危及生命的疾病。现今的医学依旧是反应性的。大多数人不会进行事前的诊断测试，除非他们已经遇到了问题。全球很大一部分人口生活贫困或身处农村和偏远地区，他们几乎或根本没有机会接受诊断，对疾病进行早期诊断对他们来说根本不是一个可选项。

不过，这种情况不会持续太久。很快，医疗保健将变"被动"为"主动"。这一转变的关键在于低成本、无处不在的连接设备，这些设备可以持续监测你的健康状况。其中一些设备将放置在体外或是可穿戴的，另一些则会嵌入你的皮肤、与早餐一起被你吞下或始终在你的血液中游动。它们会 24 小时监测你的心率、呼吸、体温、皮肤分泌物、尿液和粪便的成分、血液中可能表征癌症或其他疾病的游离 DNA，甚至是呼吸中的有机物含量。这些设备将相互连接，并连接到庞大的全球健康知识数据库，以及你和你的医疗保健提供商可以监控的应用程序。在任何类型的疾病在你体内站稳脚跟之前，这个诊断设备武器库将准确识别正在发生的事情，并为你量身定制一种精确的治疗方案。

因此，你的疾病获得早期诊断的可能性将大大提升，并彻底摆脱成本、便利性和医学知识的限制。人们的身体将被维护得像五星级酒店一样完美，几乎没有人会因为可预防的疾病而过早死亡。

技术突破四：健康智能数据的突破

最后一个支撑着年龄革命的重大转变彻底改变了游戏规则。从所有数字诊断设备中涌出的数据，再加上传统的医疗记录和数字化的研究成果，共同构成了一股数据的洪流，其庞大到人类的大脑都难以完全理解。对强大的人工智能来说，这些数据很快就会变得极为有用，这将从根本上改变我们所知的医疗保健的各个方面。

我们以药物研发为例来解释这一点。目前，开发一种新的药物大约需要12年时间，并耗费20亿美元。研究人员必须仔细测试各种有机物质和化学物质的无数种组合，以确定最有可能达到预期治疗效果的备选材料。在研发这些药物时，研究人员必须考虑目标患者可能会出现的症状、他们的基因组成和饮食，以及药物的副作用和相互作用。尽管存在如此多的变数，科学家们仍然在药物研发领域取得了许多成果，这简直是奇迹。不过，研发药物和获得监管部门的批准是一个漫长的过程，而且会耗费大量资金。最终，昂贵的药物在很大程度上对罕见的疾病不起作用。

人工智能和数据将改变这一现状。现在，计算机模型可以查看包含着患者基因、症状、疾病种类和数百万种合格化合物的大规模数据库，以快速确定哪些备选材料最有可能派上用场，在哪些条件下及按什么剂量给药。除了大型制药企业的重大项目外，目前还有数百家初创公司正在使用人工智能，以便从根本上改变药物研发，新型冠状病毒疫苗的研发就是一个典型例子。人工智能和数据的使用对治疗甚至消除威胁生命的疾病的重要性，无论怎样强调都不为过。

这并不是人工智能颠覆医疗保健行业并推动年龄革命的唯一途径。它还构成了精准医学的基础，而精准医学是指根据每个患者的具体特点量身定制康复治疗的方案。

现在的医疗保健基本上采取一刀切的做法。然而，每个人都有一套非常独特的单体特征，包括基因、微生物组、血型、年龄、性别、体型等。在不久的将来，从医疗记录、个人诊断设备、科学研究和其他来源收集的有关患者的大量数据会进行汇总，人工智能可以访问和分析这些数据，进而提供针对个人的高度准确的预测、诊断和治疗。因此，医疗保健将逐渐覆盖边远地区，为今天无法获得足够医疗服务的数十亿人提供服务。

我预测，人工智能在医疗保健领域的发展将从根本上改变现状，使我们活得更久、更健康，就像个人电脑和互联网的出现改变了我们的工作、购物和互动方式一样。人工智能将消除误诊，提早发现癌症、血液病、糖尿病等致命疾病，从根本上改变研究人员对衰老和疾病的认识，并让医生重新成为真正有时间照顾病患的整体护理提供者。大约 10 年后，当我们回顾今天对衰老和疾病的治疗时，我们将认识到那是相当幼稚的。

希望你们逐渐理解为什么现在的条件对年龄革命来说已经非常成熟，这些条件不是存在于科幻小说中，而是存在于现实世界里的学术研究实验室和商业技术研发中心。衰老是一个我们无法施加影响的过程，老年人的生活质量也必然会下降，这种观念即将被扔进历史的垃圾桶。

在深入探究我们对衰老的理解即将发生的变化之前，我们提出一个有关年龄革命的最基本、最关键的问题：衰老究竟是什么？

第 4 章

衰老是什么

关于衰老的各种理论，
以及为何它们无关紧要

The Science and Technology of Growing Young

衰老就是信息的丢失。

——大卫·辛克莱

我们不会因为变老而停止玩乐。我们变老是因为
我们停止了玩乐。

——萧伯纳
剧作家

衰老就像吸烟，对你有害无益。

——奥布里·德·格雷

　　"你多大了？"自记事起，你可能就经常被人问到这个问题。你的年龄可能是你学到的第一个数字，它决定了你什么时候开始上学，什么时候可以点一杯酒，什么时候应该接受乳房 X 光检查或结肠镜检查，以及你购买电影票必须支付多少钱。年龄还用于确定你在身高、体重和智商方面与他人的对比情况。年龄是评价你的本质和行为的标准，比如，"她结婚太早了""以他这个年龄，他表现得很不错"，以及"你都这么大了，为什么还这么幼稚"。

　　年龄的增长决定着你的发育，也主宰着你缓慢得几乎感觉不到的衰老，然后，不知何故，你似乎很快就将走向死亡。在人类历史的绝大多数时间里，年龄的增长被视为一个不可改变的现实，只能接受，而无法管理，更不用说完全克服。现在，我们开始想象人类的"80 岁是新的 40 岁"时的情景，衰老的过程已经激起了科学家的兴趣，他们正在努力寻找延缓衰老、延长寿命的方法。

　　如果想活得更久更健康，那么在探讨这些方法之前，我们需要明确一个最基本的问题，即衰老究竟是什么。我们都知道外表衰老是什么样子的，但表象之下发生了什么，为什么每个人看起来都不一样？

在本章结束之前，我会分享一些测量和影响衰老过程的方法。长寿领域的研究人员认为，这些方法对于我们理解和对抗衰老至关重要。我还将把实足年龄、生理年龄和心理年龄区分开来。现在我们先来看着 20 世纪以来形成的两个著名的衰老理论，它们虽然很值得研究，但并没有向我们展示衰老的整体状况。

衰老的两个理论

尽管科学家和医生做出了相当大的努力，试图确立一个单一的、统一的衰老理论，但对于衰老的真正根源，长寿界一直没有达成普遍的共识。在过去的一个世纪里发展起来的衰老理论虽然多种多样，但在很大程度上都无法单独解释衰老，不过它们倒是很好地解释了衰老的过程，还体现了我们对衰老的理解，因此值得简要介绍一下其中最著名的两个理论。

衰老的两个理论

自由基理论： 如果你听说过抗氧化物质，那么你对最古老、最流行的衰老理论之一自由基理论已经很熟悉了。自由基是带有未配对电子的单原子，通常是氧原子。自由基理论起源于 20 世纪 50 年代，由曾在壳牌石油公司任职的生物化学家德纳姆·哈曼（Denham Harman）提出，他观察到了自由基是如何在某些化合物中引起消极的化学变化的。哈曼想知道人类细胞中是否会发生同样的事情，也许皮肤长皱纹、记忆力下降和器官衰竭在生物学上等同于铁生锈。

毫无疑问，这是一个令人兴奋的想法。事实上，直到今天，自由基造成的损害和抗氧化物质的益处仍然存在。遗憾的是，实验室试验未能一致证明抗氧化物质能延缓衰老。尽管数千家保健品公司继续宣扬抗氧化物质在对抗衰老方面的作用，但抗氧化物质可以阻止细胞损伤的观点在很大程度上已经不可信了。

端粒理论： 澳大利亚科学家伊丽莎白·布莱克本（Elizabeth Blackburn）发现了衰老的另一个组成部分——端粒，她因此获得了 2009 年的诺贝尔生理学或医学奖。每当一个细胞分裂时，著名的 DNA 双螺旋就会解开成为两条单链，每条单链都会被复制，进而形成两个全新的组合。这种解开和重组的过程每天会在你体内发生大约 2 万亿次。然而，人总会犯错，即使在细胞层面也不例外。突变总会发生，过多的突变会导致功能丧失、疾病和死亡。

在这种情况下，端粒的作用就体现出来了。DNA 链上最敏感和最容易受损的部分是其末端，这一点与鞋带一样。鞋带松散的两端很容易受到磨损，制鞋工人便用具有保护作用的塑料帽来套紧它们。端粒是位于 DNA 链两端的蛋白质序列，就像鞋带上的保护帽，它们的复制方式与众不同，因此 DNA 链的其余部分受到的损伤很难对它们造成影响。然而，每次 DNA 复制时，端粒都会遭到轻微"磨损"。当端粒变得很短时，它们会向细胞发出"死亡时间到了"的信号。科学家观察到端粒较长的小鼠比端粒较短的小鼠寿命更长、DNA 损伤更小，他们据此推断，刺激端粒酶（延长端粒的酶）的产生可能是延缓或逆转衰老的秘诀。

当然，在谈到衰老这个复杂的过程时，没什么是简单的：过量的端粒酶也与癌症有关。端粒的长度决定衰老的速度，抑或仅仅是衰老的副产品，这一点尚未得到证实。与其他解释衰老根源的理论一样，端粒理论也只是给出了一种可能。

情况就是这样。关于衰老的理论还有很多，其中一些相当精彩，大大增加了我们对衰老的原因和机制的理解，但没有一个能给出完美的解释。

进入老龄化新时代

在众说纷纭中，长寿领域的先驱者提出了关于衰老的简要定义，这些定义涵盖了多种理论，而不是只采用其中一种。英国医生亚历克斯·康福特（Alex Comfort）著有极具争议的《性爱圣经》（*The Joy of Sex*）一书，他也是一位老年学专家。在 20 世纪 50 年代，他率先提出人类寿命可以延长到 120 岁。[1] 在其开创性著作《衰老生物学》（*The Biology of Senescence*）中，康福特将衰老简单地解释为"生存力的下降和脆弱性的增加"。

森斯研究基金会（SENS Research Foundation）联合创始人、长寿愿景基金顾问奥布里·德·格雷博士认为，衰老只是"分子损伤的累积"。德·格雷有一头乌黑的长发，留着浓密又蓬松的胡子，这让他与玛士撒拉 [①] 有了更多的相似之处，他是长寿研究领域最受认可和尊敬的开路人和布道者之一。

"衰老是两个过程的结合。"一个星期一的早上，我们坐在旧金山市中心的一家酒吧里，德·格雷向我解释道，"延续一生的身体损伤是正常新陈代谢固有和不可避免的副作用，当我们进入晚年后，这种损伤会逐渐转化为身

---

① 玛士撒拉是希伯来语《圣经》中最长寿的老人，据说他在世上活了 969 年，后成为西方长寿者的代名词。——编者注

体机能和精神功能的下降。"[2] 换句话说，新陈代谢会慢慢损害我们的身体，这种损害最终会导致身体和精神的衰退。

"长寿摇滚明星"大卫·辛克莱既是我们的好朋友，也是长寿疗法开发公司 Life Biosciences 的合伙人、哈佛医学院教授、畅销书《长寿》(Lifespan)的作者。辛克莱认为，衰老归根结底是"表观遗传信息的丢失"。

表观基因组是一个由蛋白质和化学物质构成的系统，可以修饰你的基因，有效地改变硬编码到你 DNA 中的特征的表达。与基因不同，表观基因组是可塑的，你的饮食习惯、锻炼的情况、所处的环境都可以对哪些基因特征被表达及表达程度产生影响。这就是双胞胎的外在特征和健康状况方面略有不同的原因。根据辛克莱的观点，表观基因组会随着时间的推移而受损，就像 DVD 在使用中会被划伤一样。当这种情况发生时，基因的"数据"就会被扭曲或跳过，最终导致我们所说的衰老。[3]

那么究竟谁是对的呢？辛克莱？德·格雷？布莱克本？还是哈曼？没有人知道答案。埃里克·威尔丁是巴克衰老研究所的首席执行官，他和他那些优秀的同事正在努力定义一个"普适性的衰老理论"，但这有可能是毫无必要的，因为现今的大多数长寿先驱宁愿继续开发管理衰老的能力，而不管人们是否完全理解它。

如何才能有效地做到这一点？如果你想很好地解决一个问题，必须首先明确这个问题的基本要素。这在希腊语中就是被亚里士多德称为"arche"的东西，也是像埃隆·马斯克这样的现代问题解决者所称的"第一性原理"。即使找出衰老的"原因"非常麻烦，不值得我们如此劳神费力，但老年学专家仍然需要一种方法来确定衰老问题的第一性原理。

衰老的十大特征

卡洛斯·洛佩斯-奥廷（Carlos López-Otín）是一位生物化学家兼分子生物学家。2013 年，他领导的一组欧洲科学家发表了一篇开创性论文，标题为《衰老的九个特征》。该论文成功地解决了衰老问题的第一性原理这个问题，并为长寿研究领域提供了一种研究衰老的方法，而不必就其根源达成一致。关于这些特征，我们可以写一整本书，但就我们的目的而言，最重要的是知道每个特征都符合奥廷研究团队设定的三个基本标准：第一，它们都会出现在正常的衰老过程中；第二，当研究人员通过实验手段激发它们时，它们会加速人类的衰老；第三，以某种方式阻断它们，往往会延缓人类的衰老和 / 或延长人类的寿命。下面我们简单介绍一下这些特征。

衰老的十大特征

特征一，基因组不稳定性： 你可能在高中时就学过，你身体里的基因（你的基因组）是由 DNA 链组成的，这种双螺旋形状的物质是包括了你所有特征和功能的"总体规划"。你可能还记得，DNA 在细胞分裂过程中会自我复制，有时还会因为自然错误、暴露在辐射下或身体内外的其他毒性影响而发生突变。其中一些突变对物种的适应性至关重要。不过，许多突变和其他类型的基因损伤会引发疾病，甚至导致正常功能的丧失。

特征二，端粒磨损： 我们已经知道，端粒就像鞋带两端的塑料帽一样，有助于保护染色体末端，使其保持完整性和稳定性。毕竟染色体末端极为脆弱，很容易受损。然而，随着时间的推移，这些端粒会变得越来越短，因为染色体被复制的次数越来越多，最终，"塑料帽"无法再有效地保护"鞋带"免受磨损，"鞋带"便散开了。你可能已经猜到了，这种降解会加剧基因组不稳定性。

特征三，表观遗传学改变：你的基因周围有一组被称为甲基的碳原子和氢原子，它们起着"化学交通信号灯"的作用，通过允许或阻止基因与蛋白质的相互作用来打开或关闭基因，而蛋白质通常是被派出去执行指令的。基因与化学物质、蛋白质相互作用的这种系统是表观基因组的一部分。表观基因组能够确保你的基因正确完成工作。随着时间的推移，它也会发生故障，致使某些基因表达不足、表达错误或表达失败。如今，长寿科学家认为表观遗传学改变是衰老最重要的标志之一。

特征四，蛋白质稳态丧失：蛋白质系统在你的身体内执行基因发出的指令。它们会建造（合成）或拆毁（分解）你身体运转所需的所有物质，并在细胞内外留下足够的蛋白质，供执行下一次指令时使用。随着年龄的增长，细胞会逐渐丧失维持这些蛋白质平衡或"静止"的能力，通常会导致过量的蛋白质"垃圾"，干扰正常功能，并表现为衰老的症状。

特征五，营养感应失调：数百万年来，大多数生物面临的最大问题是找到足够的食物来维持生存。你体内的细胞可以感知到必需营养素是仍可满足供应还是已然不足，然后根据资源的可获得性选择合成或分解蛋白质。随着年龄的增长，这种传感系统开始失控，有时会导致蛋白质的过度或不适当的合成或分解。

特征六，线粒体功能障碍：线粒体是几乎所有细胞中的细胞器。它们拥有自己的 DNA，是身体的"动力工厂"，分解糖和脂肪等营养物质，并将其转化为能量。可能是由于缺乏一种名为烟酰胺腺嘌呤二核苷酸（NAD+）的物质，一些线粒体会随着人体的衰老而失效，不再生产能量，并且与多种疾病相关。无论线粒体是不是衰老的主要驱动因素，有一点可以肯定，那就是它们在慢性疾病和衰老的其他方面发挥着关键作用。因此，线粒体是大多数长寿科学家研究的重点。

特征七，细胞衰老：没有什么是永恒的，细胞也不例外。经过多次分裂后，细胞逐渐退化（"衰老"）并死亡，其速度与端粒缩短的速度相关。在正常情况下，它们会被免疫系统分解和清除，为取代它们的新细胞让路。有时候，这些细胞会像"僵尸"一样四处游荡，引起炎症和其他问题，现在人们认为这些问题会加剧衰老并使衰老过程加速。

特征八，干细胞耗竭：干细胞是一种特殊的人体细胞，可以根据机体的整体结构发育成其他类型的细胞，如皮肤细胞、肌肉细胞和脑细胞，还能修复受损的组织。在大多数组织中，干细胞通常每隔几天就会发生这种神奇的转变。随着我们年龄的增长，体内储备的干细胞会受损或耗尽，即便还剩下一些，其生成新细胞的速度也会变慢。这意味着受损细胞被替换的频率降低，衰老的迹象随之出现。

特征九，细胞间信息通信改变：未被清除的衰老细胞通常会发炎，还会分泌一些物质，致使邻近的细胞衰老或发炎。如果不加以控制，这将产生一系列的细胞间信息通信问题，进而导致骨骼脆弱、肌肉无力、皮肤老化和其他衰老症状。

自从这九大特征被采用以来，又有一个衰老的特征被纳入考虑范围，许多人认为它是这个列表中不可分割的一项。

特征十，蛋白质交联： 这是一种多个独立的蛋白质通过糖分子结合在一起的现象，这一过程又被称为糖基化。根据发生部位的不同，它往往与衰老的不同症状相关联，这些症状包括皱纹、动脉硬化、白内障和肾功能衰竭等。

虽然我们尚不清楚这十大特征中哪些是衰老真正主要的、本质的特征，哪些是次要的或对长寿影响不大的特征，但每一个特征都是一个重要的现象，因此当我在书中提到这些特征时，我将它们称为衰老的十大特征。正如你所见，这十大特征并不完全是衰老的"原因"，尽管其中一些特征和特定的、与年龄相关的疾病密切相关。它们也不是识别衰老的基本特征的唯一一种常用方法，德·格雷就曾提出与这些特征明显重叠的七大衰老原因，并给出了一个稍有不同的模型。这些特征的作用是提供一种通用语言，长寿研究人员可以用它们来识别和衡量人类在对抗衰老方面的进展。

生物年龄比实足年龄更重要

如果你问大多数人关于年龄的定义，他们只会说自己已经多少岁了。年龄的这种概念在大多数人的头脑中是根深蒂固的。然而，从生物学的角度来看，这并没有什么意义。如果衰老是身体损伤的累积，那么从生物学上讲，损伤较少的人怎么能被视为与损伤较多且具有衰老症状的人年龄相同呢？即使是相隔几分钟出生的同卵双胞胎，其年龄的外在和内在特征也会受到很多因素的影响，这些因素包括饮食、运动、吸烟、饮酒、生活压力、孩子数量、长期患病和阳光照射等。研究表明，同卵双胞胎的寿命平均相差 10 岁以上。[4] 如果衰老仅仅是按年龄来排序，那就完全不讲道理了！

很长一段时间以来，这让长寿科学家感到非常沮丧，他们需要一种方法来衡量他们在延缓和逆转衰老方面所做的努力。与果蝇、蠕虫和小鼠不同，人类的寿命相当长，所以实验结果很难得到验证。没有人愿意等待几十年，看看今天的治疗方法是否会对未来几十年产生影响。长寿科学家相信，一定有更好的方法来衡量他们的成果。

众多"缺乏耐心"的研究者致力于研究这个问题，其中包括德国遗传学家、生物统计学家史蒂夫·霍瓦斯，他也是加州大学洛杉矶分校的教授。从少年时代起，霍瓦斯就梦想着延长人类的健康寿命。然而，几十年来，他在学术和职业上的兴趣使他走上了另一条道路，投身到了数学和生物信息学领域。当他回到衰老研究领域时，他已经拥有了一种与其他生物学家和研究人员不同的视角，并习惯于关注算法而不是生物体。霍瓦斯试图将这两种视角结合起来，进而去寻找与衰老相关的数据模式。

霍瓦斯发现，表观基因组内的化学活性表现得就像衰老特征的生物里程标记，从认知能力下降到更年期，从阿尔茨海默病到帕金森病，再到艾滋病病毒。最终，霍瓦斯在人类的 DNA 链上确定了 323 个点，通过测量这些点位上的表观遗传甲基化程度，可以得出受试者的"衰老分数"，即他们的生物年龄，如果他们想知道的话。2011 年，霍瓦斯提出了第一种生物年龄测量解决方案，这个解决方案后来被称为表观遗传时钟或甲基化时钟，也简称为霍瓦斯时钟。这为研究人员提供了一种客观的方式来思考年龄和衰老，并且可以在人类受试者活着的情况下测量抗衰老研究产生的影响。霍瓦斯时钟解释了为什么有些人看起来比他们的实足年龄显年轻，而另一些人则未老先衰。

事实证明，**与你的实足年龄相比，你的生物年龄与你的寿命和健康关系更紧密。**

衰老的时钟

现在，生物年龄的概念已经出现，长寿科学家已经开发出了从生物学角度量化年龄的先进方法。亚历克斯·扎沃洛科夫（Alex Zhavoronkov）就是一位这样的研究者，他也是英矽智能的首席执行官。该公司正试图利用人工智能来解决衰老问题。我问扎沃洛科夫是如何定义衰老的，他对这个话题并不是很感兴趣。"谁在乎？"他说，"它们都很好，但它们本身又都是错的。我们不应该浪费时间去定义衰老，而应加快速度解决衰老问题。如果人口老龄化加剧，而我们又找不到有效逆转年龄的方法，世界经济必将走向崩溃。"

扎沃洛科夫一直在思考和谈论老龄化与经济学这两个主题，并出版了相关著作，我们将在第 11 章再次讨论这些问题。身为长寿研究领域的博学大师，扎沃洛科夫毕生致力于确保长寿的未来以健康和繁荣为特征。与霍瓦斯一样，扎沃洛科夫也相信生物时钟对于评估有关衰老的研究，以及这些研究所取得的成果的重要性。不同的是，霍瓦斯从表观遗传学的角度来解决衰老问题，扎沃洛科夫提出的时钟则依赖于人工智能。为了确定受试者的生物年龄，扎沃洛科夫的实验室使用了深度神经网络（Deep Neural Networks，DNN），利用了受试者的血液、尿液或肌肉组织的样本，以及视网膜或眼角皮肤的高分辨率图像、微生物组中的细菌总数，甚至是语音记录。"人也是深度神经网络的一种。"扎沃洛科夫指出，"每个人都学会了从形象、动作、气味、触感和声音等方面来判断他人的年龄。所有的感官都是为预测年龄而设计和训练的。"[5]

扎沃洛科夫的深度神经网络时钟所采用的算法利用了庞大的生物数据库，如英国生物库，该数据库一直在追踪 50 万志愿者的健康和福祉。这些算法经过优化训练后可以将数据中的生理因素与已知信息相关联，其中，已知信息包括实足年龄、健康状况、生活习惯、种族和其他因素。在看到、听到甚至闻到一个人时，我们会自然而然地利用已有的经验来判断他的大致年龄，同理，英矽智能的深度神经网络时钟能够准确地预测未知受试者的生物年龄，其偏差可以控制在 2 年以内。不过，英矽智能的最终目标并不是将预测年龄与实足年龄相匹配。如果英矽智能的深度神经网络时钟能精准确定与生物年龄相对应的特征，那么它就可以帮助研究人员找到延缓或逆转衰老的药理学疗法。我们将在第 9 章进一步探讨这一概念。

年龄只是一个数字

对于年龄，职业棒球投手萨切尔·佩奇（Satchel Paige）给出了一个令人拍案的绝妙评论："年龄是一个关乎精神、超越物质的问题。如果你不在意它，那它就无关紧要！"

佩奇应该知道年龄只是一个数字。作为来自亚拉巴马州的莫比尔人，他在 42 岁时第一次参加美国职业棒球大联盟比赛，60 岁时才告别职业棒球赛场。他获得过一个世界系列赛的冠军，参加了两次全明星系列赛，职业生涯的投手责任失分平均值只有 3.28，这是非常值得尊敬的。他还入选了克利夫兰印第安人名人堂和美国国家棒球名人堂。对一个"老人"来说，这很不错吧？

佩奇并非孤例。埃及足球运动员艾尔丁·巴德尔（Ezzeldin Bahader）在 74 岁时，依旧首发出场埃及足球联赛的比赛并踢满全场。2018 年，84 岁的卡门·萨尔维诺（Carmen Salvino）成为职业锦标赛中年龄最大的保龄球球手。同样是在 2018 年，四届纳斯卡大赛冠军赫谢尔·麦格里夫（Hershel McGriff）参加了 K&N Pro 系列赛，当时他已经 90 岁，一举创造了历史。不过，与波兰短跑运动员斯坦尼斯拉夫·科瓦尔斯基（Stanislaw Kowalski）相比，他们都稍逊一筹，科瓦尔斯基在 104 岁时成为欧洲大师赛 100 米短跑的纪录保持者，并以整整一秒的优势打破了之前的纪录。

弗吉尼亚大学的研究人员询问了近 3.4 万名年龄在 10～89 岁的人，问他们觉得自己的年龄有多大，他们发现，当一个人达到退休年龄时，其心理年龄往往比实足年龄小 15 岁左右。[6] 对有些人来说，这种差异是非常真实的。2018 年，荷兰人埃米尔·拉特班德（Emile Ratelband）让"心理年龄"一词登上了全球媒体的头条。当时，这位 69 岁的政治家、电视名人和人生教练（尚未成功）向法院申请将其法定年龄降低 20 岁。他告诉《华盛顿邮报》的记者："如果我们想改名字或性别，我们可以自己做决定。现在，我想改变自己的年龄。我感觉自己的身体和思想都还年轻，大约只有 40 岁或 45 岁。"[7]

好吧，我知道你一定在想，这太荒谬了。一个人认为自己年轻并不足以让他在生理上真正变得年轻。那家伙怎么了？

研究表明，拉特班德的愿望并不像你以为的那样古怪离奇。多项科学研究表明，无论你的实足年龄多大，你的心理年龄都会影响你的生理年龄。2019 年，美国国家衰老研究所资助的健康与退休研究调查了近 4 000 名受试者，研究发现，相比那些认为自己的心理年龄较大的人，心理年龄较小的人拥有更健康的肝脏和肾脏。[8] 韩国的研究人员对大约 600 名 40 岁以上的人进行了磁共振扫描，他们发现，与那些心理年龄和实足年龄相匹配的同龄人相比，心理年龄比实足年龄小的人的大脑灰质密度更大。很多研究都表明，那些心理年龄小的人患肥胖症、炎症、高血压和糖尿病的概率更低，而且拥有更强大的肺和肌肉功能，在认知测试中表现更好，睡眠质量更高，甚至拥有更好的性生活！[9]

在年龄认同方面，情况反之亦然。佛罗里达州立大学和蒙彼利埃大学的一组研究人员通力合作，对 1.7 万人展开了研究，他们发现，那些感觉自己比实足年龄大 13 岁的人的死亡风险增加了 25%。[10] 特拉维夫大学的亚尔·拉哈夫（Yael Lahav）及其同事发现，当人们感觉自己变老时，其 DNA 端粒缩短和衰老细胞体积增大的速度会大大加快，而这正是衰老的两个关键特征。[11]

虽然对身心之间的相互关系的研究并不新鲜，但心理年龄究竟如何影响生理年龄仍然是个谜。心理年龄和生理年龄很可能通过减少或增加与压力有关的身体损伤，从而在或良性或恶性的循环中相互影响。我鼓励你阅读本书的结语，以了解更多关于埃伦·兰格（Ellen Langer）令人惊叹的"逆时针研究"，该研究展示了"感觉年轻"如何转化为生理上的"年轻"。

那么，究竟什么是衰老？对于这个问题，现今的科学家将给出一个与本章开头回顾的那些理论完全不同的答案。自氧化损伤等片面的理论出现以来，衰老的定义已经走过了很长一段路。如今，人们判断衰老有了新的依据，即奥廷给出的"显著特征"理论，以及霍瓦斯和扎沃洛科夫提出的"可计算的时钟"。这些理论是基于个人对自己年龄的心理评估，以及评估结果对衰老的物理过程的影响。这些关于衰老的新定义至关重要，能够推动研究人员进一步开展旨在延缓或逆转生理衰老的研究。我们对衰老的理解正在发生变化，从默认衰老是一个不可避免的现实，到现在对衰老的独特生物学过程有了精确和科学的理解，因此离将衰老作为一种可逆性疾病来"治疗"更近了一步。随着年龄革命的推进，科学家将找出影响衰老的根本因素，并找到更多可以成功延缓甚至消除衰老的干预措施。现在已经出现了很多的这类技术，真正非凡的进步就在眼前，在几年内就能实现，而不用等上几十年。

这些科学进步将是接下来几章的重点。在下一章中，我们先来看看年龄革命的近景。

第二部分

年龄革命的远景

The Science and Technology of Growing Young

第 **5** 章

自助诊断

如何提供早期诊断，
并从根本上减少疾病与死亡

The Science and Technology of Growing Young

Nosce te ipsum（拉丁语：认识你自己）

——古希腊阿波罗神庙的铭文

现在我每天打开的应用程序比开的药多得多。

——埃里克·托普（Eric Topol）
医生兼作家

是时候从物联网转向身体互联网了。

——谢尔盖·扬

　　时间快进到 20 年后。你醒来后扫了一眼智能手表，现在是早上 7 点，你的心率是每分钟 60 次，血压是 120/80 mmHg。智能手表告诉你，你的身体没有出现房颤、中风、癫痫或其他危险的迹象。确认了这一点后，你从床上起来，揉了揉眼睛，赶走睡意。长期佩戴的隐形眼镜会深度扫描你的视网膜，寻找传染性疾病或黄斑病变的蛛丝马迹并全部予以清除。在超声波浴室秤检查你的器官、软组织和动脉是否有疾病和血流受阻的迹象之前，淋浴器会对你进行全身扫描。诊断牙刷和微生物组监测马桶密切关注着你的细胞和肠道的变化，而在你的卧室里，配备了计算机视觉的镜子会检查你皮肤上的痣是否存在病变的危险。

　　你皮肤表皮下方的血管一端嵌入了一个小芯片，当你坐下来吃早餐时，这个芯片会追踪你的营养物、免疫细胞、维生素、矿物质、异物和疾病的指标。早餐后，你开始了一天的工作。你的手机会无声地分析你的声音，寻找认知功能和神经功能衰退的迹象，同时检查你呼吸中的微小颗粒，以找出呼吸道疾病、病毒感染和慢性口臭的征兆。到了晚上，当你躺下睡觉时，你的床会监测你的移动、体温、呼吸和其他可能表明健康状况不佳的信号。

这些收集着你的健康数据的可穿戴、可嵌入、可摄取和便携式设备并不是独立工作的，它们都与身体互联网相连，致力于收集信息并绘制出你的360度健康全景图。源源不断的健康数据通过 8G Wi-Fi 集线器流入你的智能手机，智能手机则使用人工智能实时分析信息，一刻也不停歇。当一个重要的基因发生了危险的突变或一个潜在的癌细胞开始繁殖时，你能第一时间知道。这些设备默默收集的关于你的健康数据会与所有健康知识进行比较，后者包括最新发表的数千篇医学论文和科学报告、医院记录，以及从全球数十亿人的身体互联网收集的数据。

你不会再为前往家庭医生、牙医或妇产科医生那里进行年度体检而感到焦虑，因为你的身体互联网已经让你和你的医生对你的状况有了全面了解。此外，你每晚都可以安然入睡，因为你知道你和你的家人永远不会面临突如其来的、意想不到的健康危机。当然，其他人也能享受这些便利，疾病通常会在早期就被准确地诊断出来，这可以让全世界数千万人免于过早死亡。富人、穷人、城里人和农村人可以平等地使用这一预警系统，而不必去看医生。

最棒的是，也许不需要 20 年，这就能成为现实，因为其中一些技术已经出现了。这就是年龄革命的近景——自助诊断的世界。在进入这一令人好奇且不那么遥远的未来之前，我们先花点时间来了解一下为什么早期诊断对长寿如此重要。

陷入严重危机的医疗诊断模式

在长寿领域中，尽早且准确地发现疾病是预防过早死亡的关键。不幸的是，目前的诊断模式正深陷危机，原因有三：诊断得太晚、诊断得不准确，以及根本无法得到诊断。幸运的是，诊断领域正在发生一场革命，它包括早期诊断、准确诊断和易于诊断三个方面。

早期诊断

今天的医学是被动的，而不是主动的。除非你已经出现症状，否则你不会去看医生，除了常规的体检。为什么会这样呢？答案可以在卡内基梅隆大学计算机科学教授兰迪·波许（Randy Pausch）的故事中找到。2007 年，他的"最后的演讲"在网络上的播放量高达 2 000 多万次。也许你因为种种事情错过了它，这场激情澎湃的演讲只是该大学举办的系列讲座的一部分，该系列讲座以"假如这是你的最后一次……"为引子。对波许来说，这真的是他的"最后一次"。在进行最后一次演讲的一个月前，波许被诊断为胰腺癌晚期，只剩 6 个月的生命。请你去看看这段十分感人的视频！[1]

波许很快就去世了。这是一场悲剧，不仅因为他的生命价值，以及他经常与世界各地的学生和追随者分享的智慧，还因为这本可以避免。当胰腺癌处于第 1 阶段时，所有年龄组患者的 5 年生存率为 34%。[2]如果这位 46 岁、爱骑自行车、坚持做俯卧撑的教授能早点得到诊断，那么我们有理由相信他活下来的概率会大大高于平均水平。胰腺癌几乎没有早期预警信号，并且很难用现有的检测方法进行诊断。当其症状出现，患者被送到医院时，通常已经处于晚期，存活率下降到 3%。简而言之，胰腺癌的诊断几乎总是太晚。

癌症早期诊断的重要性怎么强调都不为过。对于乳腺癌、宫颈癌、结肠癌和膀胱癌，获得早期诊断的患者比获得晚期诊断的患者的生存率高 3.6 倍、5.43 倍、6.3 倍和 20.8[3] 倍。[4]早期诊断是癌症死亡率每年下降 1.5% 的主要原因。[5]

心脏病和中风是全球第一大和第二大死亡原因，其早期诊断同样重要。[6]这些危害健康的潜在因素是高胆固醇和高血压，即所谓的"无声杀手"。这些疾病在早期和中期通常没有症状，因此在达到危险程度之前很难诊断出来。全世界有数亿人患有某种未经诊断的疾病，其中一些人痛苦不堪，另一些人则对自己的病情毫无察觉。1亿人患有未经诊断的甲状腺疾病，另有2.32亿人患有未确诊的糖尿病，15%的艾滋病病毒感染者和30%的结核病患者同样不知道自己有病在身，高达30%的帕金森病患者和高达80%的阿尔茨海默病患者没有及时得到诊断，在全世界10亿多高血压患者中，多达一半的人对自己的病情一无所知。[7]

事实上，只需深入研究全球每年死亡的近6 000万人，你就会发现其中超过3 000万人如果及早发现病情是可以恢复健康的。在世界卫生组织统计的十大死亡原因中，只有交通事故这一项无法在一定程度上避免或完全避免[8]，不过这一问题很快就会被自动驾驶汽车解决。问题是，我们没有及早诊断出人们患有疾病。

准确诊断

现今的医疗诊断存在的第二个问题是，病人接受了检查，却被诊断错了。在这方面，谷歌公司的道格·林赛（Doug Lindsay）是一个典型例子。林赛是一个土生土长的密苏里州圣路易斯人，患有一种被称为自主神经功能障碍的神经系统疾病，这种疾病不仅夺走了他母亲的生命，还致使他卧床不起11年。这个年轻人只接受过3年的生物学本科学习，他利用这段时间做出了自己的诊断。后来，他帮助发明了一种新型的外科手术，挽救了自己的生命。[9]林赛的故事真正令人意味深长的地方在于，他从一开始就不得不付出巨大的努力。当林赛生病的时候，自主神经功能障碍作为一种疾病已经存在了20年。范德堡大学甚至成立了一个专门研究这类疾病的中心。这个医疗中心使用着最先进的诊断设备，其中最好的医生却一再告诉林赛，他很好，他并没有生病。"根据我的血液检查结果，"林赛告诉我，"我的健康状况非常好。然而，我的生活糟透了。当你乘坐飞机时，你确信飞行员知道有关航空的一切知识，这能确保你旅途顺利。对我来说，这就像我不得不接管并驾驶飞机一样。你不知道会发生什么，只能凭空猜测，而且很可能会丧命。"

全球的医疗机构里都挤满了病人。2017 年，一项针对 67 个国家的 2 800 多万名医生的国际研究显示，世界上有一半人的平均就诊时间为 5 分钟或更少，在孟加拉国等地则只有 28 秒。即使在美国，患者的平均就诊时间也不超过 20 分钟，只有 11% 的患者花 25 分钟或更长时间去看初级保健医生。除了时间问题之外，还有一个令人担忧的问题，即医生不可能与所有最新的医学发展同步。美国国家医学图书馆存有大约 3 000 万篇同行评审的医学论文，并以每年约 100 万篇的速度增长。[10] 医生也是人，也有自己的家庭和生活。即使是最敬业、最好奇、最聪明的医生，也不可能阅读每一份相关的研究报告和病例。

约翰斯·霍普金斯大学的研究人员称，在美国，每年有 4 万～ 8 万名患者因错误诊断而死亡，另有多达 16 万人因错误诊断受到严重伤害。据估计，在同一段时间内，有 1 200 万美国成年人以某种方式被误诊。女性被误诊的风险最高，各种研究表明，与男性相比，女性被误诊的可能性要高出 30%～ 50%。[11]

易于诊断

第三个致使诊断陷入危机的因素是，对世界上很大一部分人口来说，他们很少或根本没有获得诊断的机会。这是很可悲的。令人震惊的是，世界上有 56% 的人生活在农村地区，远离好医院、诊断设备、训练有素的操作员、维修技师和备件，而这些是目前提供诊断服务所必需的。撒哈拉以南的非洲受诊断服务匮乏的影响最大，大约 83% 的居民（约 7 亿人，是美国人口的 2 倍）生活在贫困、偏远和医疗服务不足的地区。[12] 事实上，在全世界每年死于癌症的 1 000 万人中，大多数生活在中低收入国家，这些国家根本没有充足的诊断工具，如影像设备、实验室检测和训练有素的技术人员。[13]

好消息是，此类问题即将得到解决。

在不久之后的医疗保健领域，诊断将从当前的被动方式转变为绝对主动方式；从目前依赖单个医生的经验、容易出错的模式，转变为基于连通性、大数据和复杂人工智能的模式。诊断设备则将从巨大、昂贵、仅中心城市拥有，转变为小型化、便宜且无处不在。因此，你能够获得提前诊断并接受治疗的机会，从根本上摆脱国家、成本、护理人员和便利性的限制。

现在让我们详细了解一下其中的一些变化。

价格低廉的无创诊断

当医生怀疑就诊者患有癌症时，在大多数情况下，他首先做的是让就诊者进行活组织检查，即把一根锋利的长针一次又一次地刺入有问题的部位，或者刺穿髋骨以提取检测材料。在内窥镜活检中，患者全身麻醉后，医生将一根长管插入患者身体的孔口，以提取材料进行检测。分析检测结果需要长达一周的时间，完成分析则可能需要花费 1 万美元。尽管这些都是相对常规的程序，但在常规活检中，高达 30% 的患者会出现某种并发症。[14]

心血管疾病的诊断程序也没什么特别之处。如果你足够幸运，你会在医院做胸部 X 光、CT 扫描、磁共振、超声心动图或心电图检查。你可能需要进行心导管插入术，即把一根插入腹股沟动脉的导管向上引导至你的心脏，以便送入染色液，让 X 射线技术人员能够更好地观察你的心脏瓣膜和动脉。在美国，这将花费至少 5 000 美元。

尽管如此，这仍然算是好的情况。对于许多常见的死亡原因，如中风和阿尔茨海默病，目前根本没有有效的方法进行准确的早期诊断。不过，一系列新的诊断方法已经出现，并对这些侵入性、昂贵或不应该存在的方法发起挑战。当新的诊断方法发展到一定规模时，它们将变得非常有效，并且价格低廉。现在让我们来看看这些新的诊断方法。

液体活检

液体活检已经投入使用，目前处于早期阶段。液体活检通过检查尿液、唾液、脊髓液或血液等体液样本，寻找癌症和传染病的踪迹。与前文描述的高侵入性活检程序不同，你只需提供血液或其他液体的样本就可以检测了。液体活检不仅是一种更快、更便宜、侵入性更小的癌症诊断方式，而且有望变得更有效。

Freenome 是一家引领液体活检革命的公司，其总部位于旧金山，是长寿愿景基金投资的众多公司之一。通过一次抽血，Freenome 的技术人员可以测量血液中漂浮的 DNA（基因组）、RNA（转录组）和 DNA 甲基化（表观基因组）生物标志物，以及各种免疫系统蛋白质。在此基础上，机器学习算法不仅能够识别人体内是否存在癌细胞，还可以识别癌症的类型和位置，有时甚至能够给出最佳的治疗方法。这种算法是根据癌症患者的数据中的一些"多组学"指标模式来进行训练的。

液体活检要想完全取代传统的活检方法还有很长的路要走，不过人们普遍认为它将在未来几年成为主要的检查方法。到那时，像 Freenome 这样的公司将在极短的时间内给出多组学结果，其速度快到接近实时，而且成本与一顿美味的家庭晚餐一样低。

另一种类型的液体活检是无创性产前检查，尽管进入市场只有大约 5 年时间，但如今已经被广泛使用。这种方法可以检测唐氏综合征、18- 三体综合征（爱德华氏综合征）、帕套综合征和特纳综合征等缺陷，在许多情况下，其准确率超过 99%。它只需要一个简单的血液测试，可以在怀孕 10 周内完成，每次测试需要 500 ~ 1 000 美元。

基因诊断

市场上有许多价格合理的基因检测服务，只需用唾液拭子就可以识别出你的疾病遗传易感性。例如，23andMe 公司等产品可以提供基因分型，即检测约 0.02% 的 DNA 以发现可能导致各种健康风险的突变，从而深入了解你对疾病的遗传易感性，这些疾病包括乳腺癌、卵巢癌、子宫癌、结肠癌、晚发型阿尔茨海默病和帕金森病、2 型糖尿病，以及其他腹腔疾病。有些产品甚至可以识别与高胆固醇、心律不齐和血栓相关的基因变体。

星云基因组等基因检测公司可以对你的整个基因组进行测序，可能会揭示 1 000 多种疾病、过敏、药物敏感性和其他健康因素。[15] 在此基础上，"多基因风险评分"的生成就很容易了，该评分是通过使用人工智能来分析许多基因区域，并确定你罹患某些疾病的风险来计算的。像 Helix 这样的个人基因组公司也有很多，它们能够提供与运动、新陈代谢和身体质量指数相关的特征信息，旨在帮助客户更明智地训练和进食。

2013 年，当 38 岁的女演员安吉丽娜·朱莉决定进行预防性手术，切除自己的乳房（两年后又进一步切除卵巢和输卵管）时，全世界高度关注 DNA 检测在预防疾病方面的作用。朱莉携带着高风险的 BRCA1 基因变体，这种变体使其携带者罹患乳腺癌和卵巢癌的概率高达 65%。她的母亲和祖母都是乳腺癌的受害者，这位女演员自己患乳腺癌的概率为 87%。[16] 幸运的是，医生们知晓 BRCA1 和 BRCA2 在朱莉家族所患的那种癌症中所起的作用，通过现代的基因测序，他们能够确认朱莉是一名携带者，很可能就此挽救了她的生命。

这项技术目前是完全可行的。如今，我们所知道的每 100 个基因就会使 1 个人患上某种特定的疾病，而且这些基因之间可能还存在数千种尚未被发现的联系。不过，这种情况很快就会改变，仅 2019 年就有数十项发现揭示了从狼疮到孤独症的遗传原因。[17] 对于 2030 年或 2040 年后出生的大多数人，研究人员可能会在他们体外或出生后不久对其进行基因组测序，以诊断他们所独有的遗传性疾病和过敏反应。在他们的一生中，这些诊断会持续进行，以发现随着时间的推移而发生的突变，并相应地调整治疗方案。没有什么比孩子生病或死亡更令人痛苦了。作为 4 个孩子的父亲，我希望有一天医疗诊断能减轻所有父母的这种担忧。

表观遗传学诊断

了解你的基因组是预测和预防疾病的一种方法，而从你的表观基因组中可能会发现一种更好的方法。表观基因组是指调节基因表达的多种化合物和过程，遗传上易感疾病的人是否发病与他们的表观基因组有很大关系。

事实上，对早期诊断来说，表观基因组可能比基因组更为重要。表观遗传变化往往出现在遗传变化之前，并且于疾病而言通常是极其准确的预测因子。[18]2018 年，超过 1.5 万名女性参与了一项具有里程碑意义的研究，研究结果表明，在女性患宫颈癌之前的 5 年，表观遗传学测试在诊断宫颈癌方面的准确率就达到了惊人的 100%！歌舞伎综合征等遗传性疾病和其他许多疾病也受益于表观遗传学诊断。这些疾病会产生独特的甲基化模式，相比其他诊断方法，表观遗传学诊断可以更快、更准确地识别出这些模式。[19]

表观基因组与健康寿命和衰老相关，其有趣之处在于，虽然基因组是固定的，但表观基因组会随着营养、疾病、压力、睡眠和药物等因素的变化而变化。为了在尽可能早的阶段诊断和治疗疾病，表观基因组在新的诊断领域中很可能会得到高度重视。2019 年的一项研究预测，到 2026 年，表观遗传学诊断市场的规模将接近 220 亿美元。[20] 因此，一些直接面向消费者的 DNA 测试服务选择专注于表观基因组就不奇怪了，这些服务的提供者包括 DNAfit 和 Chronomics。

微生物群诊断

你的消化道容纳了大约 38 万亿细菌、病毒、古生菌、真菌、单细胞生物、酵母和其他微生物，比你身体中的细胞数量还要多。这些微生物通常被称为人体的"第二基因组"，它们拥有的基因至少比我们的多 100 倍。这些微小的擅自闯入者对你的影响可能比你想象的还大。它们会影响你的表观遗传表达、情绪状态、抉择、气质、食物偏好（及食量）、皮肤健康、过敏情况、免疫系统功能，以及身体对各种药物的反应、长胖或患糖尿病的可能性，甚至影响着你患高血压、动脉粥样硬化、心脏病、多发性硬化症和多种癌症的可能性。[21] 你的微生物群与你的健康和幸福密切相关，中国香港一家人工智能公司 Deep Longevity 甚至开发了一种"生物钟"，通过你的微生物群中的 95 个指标来猜测你的实足年龄，其误差在 4 年以内。[22]

鉴于微生物群与人体健康的许多方面存在密切的关系，许多新公司开始寻找只通过微生物群来诊断和监测健康状况的方法，这也就不足为奇了。例如，Viome 和 Ixcela 等初创公司使用人们的粪便样本来进行低成本的健康分析，并提出饮食和营养补充剂方面的建议，他们认为这有助于人们保持愉悦的心情，让其生活变得更美好。现在还出现了更为强大的微生物群诊断的临床方法，它们使用了罗氏和 Illumina 等设备制造商的下一代测序技术。下一代测序技术能对微生物群样本进行 DNA 普查，并确定与疾病相关的特定生物标志物。

在大多数情况下，我们从微生物群诊断中获得的信息仍然相对原始。不过，当收集的数据和开展的研究越来越多时，作为一种诊断工具，微生物群分析将成为人们寻求可获得的准确诊断的有效途径。那些致力于研究受微生物群影响的疾病的公司和机构正在寻找其治疗方法，其中包括生物技术公司 Enterome、武田制药公司和达纳法伯癌症研究所，它们的总部分别位于巴黎、东京和哈佛大学。它们展开合作，寻找基于微生物群的治疗方法，以治疗肠道炎症性疾病克罗恩病和高致命性癌症多形性胶质母细胞瘤。Seres Therapeutics 公司的研究人员正在进行临床试验，以寻找某种微生物群衍生疗法来治疗溃疡性结肠炎，甚至试图改善转移性皮肤癌的治疗方法。[23]

微生物群诊断也面临一大挑战，即微生物群容易出现季节性波动，研究人员需要不断测试才能获得最有价值的反馈。我们怎么才能做到这一点呢？每个季度把一茶匙粪便送到实验室？这是一个很糟糕的主意。很难想象，除了执着的健康痴迷者之外，还有谁会这样做。我们在这里讨论的基于微生物群的新型诊断方法都存在这样的问题。

我们不能期望人们仅仅是为了获得早期诊断的好处就经常前往诊所，甚或定期将自己的体液样本寄到实验室。为了真正实现早期诊断拯救生命的可能性，我们需要早期诊断主动找上门来。

走向自助诊断

如果你家里有数字体温计或血压计，那你已经掌握了一些基本的家庭诊断技术。你可能也熟悉一些可穿戴的健康设备，比如，慢跑爱好者佩戴的心率计，以及 Fitbit 健身追踪器、Apple Watch 和 Oura 戒指，它们可以监测你的心率、睡眠质量和其他健康指标。此外，浴室秤可以测量体脂率和水合水平，家庭血液测试仪器可以监测胆固醇[24]和血糖，甚至还有帮助诊断性病、过敏和食物不耐受的家庭测试设备。

作为智能手机中的应用程序，UM SkinCheck、Miiskin 和 MoleMapper 等利用智能手机的摄像头和计算机视觉人工智能，可提供有关皮肤癌的早期指导和检测。诸如此类的自助健康诊断设备的便携性、可穿戴性、可植入性和可摄取性正不断提高，而且价格越来越合理。与此同时，它们也变得更加复杂。2018 年，美国食品药品监督管理局批准了苹果智能手表的部分功能，这些功能包括血氧水平读数和心电图监测，以帮助检测最常见的心律失常——心房纤颤。[25] 我有一位朋友是医生，他经常出差，2019 年，他先后 5 次被叫去协助飞机上的医疗急救，每次他都用自己的 Apple Watch 给患者做心电图。其他一些智能手表也可以读取血压的数据，比如，三星 Galaxy Watch 3，以及美国食品药品监督管理局批准的医疗设备制造商欧姆龙生产的 HeartGuide 手表。

这些常见的小工具只是一个开始。美国食品药品监督管理局批准的 Cerebrotech Visor 戴起来像帽子一样，它利用无线电波检测中风的迹象，准确率高达 93%。[26] 在发现狗可以用高度灵敏的鼻子来检测癌症后，[27] 英国公司 Owlstone 生产了一种手持式诊断面罩，可以测量从血液中转移到呼吸中的挥发性有机化合物。这种"呼吸活检"可以诊断出炎症、传染病、心血管疾病、代谢状况和 8 种不同类型的癌症。在 2016 年对 2 500 名吸烟者和非吸烟者的研究中，Owlstone 的"呼吸活检"准确地检测出了 42 名肺癌患者。在这些受试者中，90% 的人患有疾病且处于可治愈的早期阶段。[28]

智能手机和可穿戴诊断设备还能迅速诊断出一些难以诊断的疾病，如帕金森病和阿尔茨海默病。目前，研究人员正在研究如何通过步行速度、精细运动控制、语音模式、眼球运动，以及其他可以监测的细微指标来识别这些疾病。在早期研究中，这些诊断方法非常成功。[29]

旧金山的 iRhythm 公司生产了一种名为 Zio 的心电图贴片，心脏病门诊患者可以在手术或检查后佩戴几天（我也佩戴了，这是我在位于圣迭戈的人类长寿公司进行的年度体检的一部分）。这是医生处方诊断新理念的一部分，即"连续监测"。该理念将患者与医生远程连接起来，以便医生能第一时间知道患者的病情变化。

持续监测方面的另一项重大发展是植入式血糖监测仪，如美国公司

Dexcom 和 Eversense 的产品。在连续血糖监测仪获得美国食品药品监督管理局批准之前，糖尿病患者必须刺破手指，在试纸上滴上一滴血，然后每天用血糖仪扫描几次试纸，以确定他们需要注射的胰岛素剂量。有了连续血糖监测仪后，嵌入用户皮肤的传感器每 5 分钟就会向智能手机传输胰岛素水平信息，从而确保用户的血糖保持稳定，不会突然急剧上升或下降。目前，人们使用这些设备每月只需花费大约 350 美元，而且价格将继续下降。对全世界 4 亿糖尿病患者（其中有一半的人在 70 岁之前死于该疾病）中的许多人来说，这是一个很小的代价。[30]

有些公司甚至研发了针对胎儿和新生儿的连续监测可穿戴设备。Monica Healthcare 和 Bloomlife 生产的设备能够监测胎动和心率，Owlet 推出的智能袜子则可以追踪婴儿的心率、氧气水平和睡眠质量。在对抗每年造成数千人死亡的婴儿猝死综合征，以及降低胎儿死亡率方面，这样的设备给人们带来了希望。[31] 智能袜子的一位用户的经历就是一个例证，"在一个可怕的早晨，当我儿子完全停止呼吸，而我及时发现并挽救了他的生命时，我非常庆幸自己有 Owlet 智能袜子"。

如今，自助诊断设备不断涌现，每隔几个月就会有新设备和升级产品问世。到 2027 年，家庭医疗设备市场的规模预计将达到 5 000 亿美元。[32] 在我看来，这一领域真正令人兴奋和最关键的是这些新设备易于携带且价格实惠。EXO Imaging 公司开发了一种手持式超声设备，与当今医院中的同类设备相比，其成本要低得多。[33] 牛津纳米孔技术公司的 MinION 测序仪售价约为 1 000 美元，重量不到 100 克，可以像 U 盘一样插入笔记本电脑，并在短短 10 分钟内对 DNA 和 RNA 进行测序。正如我们在第 3 章所看到的和在第 7 章将看到的，就在 20 年前，人类基因组计划需要花费 13 年和 30 亿美元才能完成！

这些先进的新型诊断设备不仅便于携带，而且价格实惠，为那些医疗服务供应不足的农村社区的人们带来了新的希望，这种社区普遍存在于非洲和亚洲的部分地区。我在几个这样的社区工作过几个月，亲眼看到了一些进步。在贫困的农村地区，针对疟疾、埃博拉和艾滋病等传染病的即时诊断设备越来越常见，这些设备既廉价又易于操作。现今的医疗诊断往往为大型机器所拖累，这些机器通常耗资数万美元或数十万美元，需要经过复杂培训的人员来操作和维护，年龄革命近景中的医疗诊断则只需一部智能手机即可进行。目前，全世界仍有大约 30 亿人无法上网，SpaceX、亚马逊、Facebook和其他公司正在努力改变这一状况。[34]

自助诊断时代

现在，让我们继续展望：从不可思议和带来希望的技术转向难以置信和未来主义的构想（但又有可能实现）。在世界范围内，结直肠癌是男性确诊的第三大癌症、女性确诊的第二大癌症。[35] 毫不夸张地说，这种癌症的早期诊断程序是高度侵入性的，令人极其不舒服，而且费用高昂。该诊断程序的成本可能高达 4 000 美元，而执行该程序的机器造价约 2 万美元。出于以上原因，许多处于应该进行检查的年龄段的人放弃了结肠镜检查，我自己就曾推迟了两年才去做检查！现在，美国医疗保健公司美敦力推出了可摄入的胶囊内镜 PillCam，它可以在通过肠道时连续拍照，以帮助医生诊断癌前息肉。以色列生物技术初创公司 Check-Cap 研发的 C-Scan 设备也有这种功能，不过使用的是低水平 X 射线影像。在这两个实例中，一旦完成任务，可摄取设备就会像正常情况一样排出体外。这种侵入性小得多的方法成本是多少呢？只需要大约 500 美元，并能大幅提高我们有效诊断这些癌症的能力。

这些技术还不够不可思议？在 2020 年的计算机电子展上，总部位于多伦多的纺织计算公司 Myant 发布了智能内衣，它可以监测你的心率、呼吸频率、水合水平和体脂率。几年前，一种智能牙刷申请了专利，这种牙刷可以从唾液中获取数据，以了解从生育周期到艾滋病病毒的一切信息。[36] Healthy.io 公司制作了一种家用尿液分析套件，该套件由智能手机中的摄像头启用。用智能马桶来分析粪便中的微生物群怎么样？大学研究团队、家电制造商和在佛罗里达州诺娜湖边建设"未来之城"的了不起的人通力合作，将多种智能马桶原型推向了世界。最近我去参观了诺娜湖边的"未来之城"，那里的浴室设备很智能，而且每栋建筑的每一个细节都旨在推动健康的生活方式。例如，楼梯设置在入口前面，电梯则隐藏在视线之外，厨房配备了内置的垂直农场，常年提供新鲜的绿叶蔬菜。

我们已经进入自助诊断时代，其发展速度只会不断加快。这种新的医疗模式将变得更加主动、便捷和低廉。自助诊断领域的近景中还有两个更关键的组成部分，即连通性和人工智能，它们会使自助诊断更具革命性。

数据是诊断的核心

在本章的开篇，我们设想了一个世界，在那个世界里，你的个人诊断设备将以身体互联网的形式相互连接，还连接到帮助你和你的医疗服务提供者监测你的健康状况的应用程序，甚至连接到巨大的中央数据存储库，该数据库存储着世界上所有人的健康数据。这些数据将为强大的机器学习算法提供支持，这种算法不仅可以检测和诊断疾病，还可以实时开出处方，甚至实施正确的治疗。基于你的匿名数据，再加上你的家人、邻居及世界各地使用该技术的其他人的匿名数据，身体互联网的潜力才能真正发挥出来。

这就像今天的互联网一样，信息本身是无用的，除非你能找到它。与我们需要通过搜索引擎来找到我们在互联网上寻找的东西一样，"近景"研究人员需要许多数量级更复杂的算法的帮助，以理解在不久的将来可以获得的健康数据。一种新的人工智能会将你的全基因组序列、表观遗传学评估、微生物群落指纹、家族疾病史、营养状况和生活方式，以及其他关于你的已知的基线数据结合起来。这种人工智能还将比对来自全球数亿人和数十亿设备的诊断数据，以及来自医院和健康中心记录、死亡率记录、药物临床效果数据库和美国国家医学图书馆数千万篇医学论文的数据，并交叉引用这些信息。接着，它将分析这些数据，同时考虑到每一项原因、条件、手术、药物、临床研究、风险和统计概率，然后做出误差小到在统计上无关紧要的诊断。身体互联网不会在做出一次诊断后就停止，这些算法会继续监控你的自助诊断，从你的健康数据中不断学习，并为你提供持续的、最新的监控服务。

如果林赛能够使用这项技术，你能想象他的生活会多么不同吗？林赛不会卧床不起长达 11 年，世界上不会只有少数医生知道像他所患的这种罕见疾病，他的身体互联网可以诊断他所患的疾病，将他与经验丰富的外科医生和专门研究该疾病的内分泌学家连接起来，并根据他的独特症状、病史和生理构成推荐最理想的治疗方案。

最后一部分最为关键。处理来自多个诊断源的生物数据的能力不仅关乎早期诊断的准确性，还涉及利用这些个人数据专门为你制定尽可能好的治疗方案。医疗保健即将发生根本性变化，不仅是从被动转为主动，还将重点从通用治疗转向个体化治疗，那就是极具吸引力且充满希望的精准医疗。

第 **6** 章

精准医疗

将疾病护理实践转变为健康护理科学

The Science and Technology of Growing Young

我相信我们正在开启一个从医疗实践走向医学科学的时代。

——维诺德·科斯拉（Vinod Khosla）
科斯拉风险投资基金创始人

在 21 世纪，这方面的一场大战将在隐私和健康之间展开，最终健康将获胜。

——尤瓦尔·赫拉利
历史学家、作家

如果计算出正确的药物剂量跟测量体温一样简单呢？

——巴拉克·奥巴马

"我开始回顾我一生中的点点滴滴，我开始给我的孩子和丈夫写告别信，"特蕾莎·麦基翁（Teresa McKeown）说，"我甚至与上帝达成了和解。在那一刻，我真的做好了死亡的准备，因为事情的发展看起来必然是这样的。"[1]

麦基翁正准备面对死亡，这并不是说她很期待死去。这位加利福尼亚州山谷中心的妇女有一位恩爱的丈夫和三个成年的孩子。50 岁出头的她还有很多活下去的理由。12 年前，麦基翁因罹患乳腺癌 3 期而进行了一系列艰苦的化疗和双乳切除术，现在，她的病情卷土重来。当癌细胞扩散到她的肠道时，她的体重下降到约 44 千克，而且整日遭受无法忍受的疼痛。在多轮化疗失败后，麦基翁与病魔战斗的意志几乎丧失殆尽。

作为最后的努力，麦基翁的外科医生贾森·西克利克（Jason Sicklick）向她介绍了一个实验项目，该项目由加州大学圣迭戈分校摩尔斯癌症中心负责。摩尔斯癌症中心的医生检查了她的癌细胞的 DNA，然后使用人工智能搜索所有可用的药物，以便用最好的药物治疗这种特定类型的癌症。

这听起来很符合逻辑，对吧？然而，在"一刀切"的医学领域，这实际上是一场革命性的变革。医学院教导医生要对患者进行保守治疗，要使用已知对大多数患者有效的治疗方法。不过，麦基翁并不属于"大多数患者"，乳房切除术和化疗等常见的有效治疗方案对她来说已经不起作用了。在她所处的这个阶段，大多数病人唯一的选择是临终关怀——等待死亡。

摩尔斯癌症中心的人工智能对麦基翁的癌细胞的 DNA 进行测序和分析后，确定了免疫治疗药物欧狄沃是最佳选择。麦基翁的医生们从未考虑过欧狄沃，因为它只适用于治疗皮肤癌、肾癌和某些类型的肺癌，而不是乳腺癌和肠癌。然而，在麦基翁服用欧狄沃 4 个月后，她的病情就得到了缓解。

摩尔斯癌症中心是由美国联邦政府资助的临床研究"癌症个性化治疗"（I-PREDICT）[①]的中心之一。这项试验中的癌症患者此前均接受过常规治疗，但都无效。"癌症个性化治疗"研究团队由放射科医生、肿瘤学家、遗传学家、药理学家和生物信息学专家组成，汇集他们各自所在领域的知识，以期找到精确地针对单个患者基因表现的药物组合。在采用这种药物遗传学方法进行治疗的 73 名患者中，相比没有接受与其基因组变化相匹配的精准治疗的患者，这些接受了精准治疗的患者的存活率高出 2 倍。[2]

这就是精准医疗，有时也被称为个性化医疗或预测医学，它将彻底改变医疗保健的方方面面。精准医疗的核心前提是使用每个人独特的生物数据，以从前无法想象的确定性来预测、预防和治疗疾病。这就如同以往医生只能在昏暗的光线下拼拼图，被迫通过摸索每块拼图的轮廓来确定选择哪一块，随着精准医疗的出现，灯被打开了，所有拼图块都露出其原本的色彩，医生可以根据盒子上印着的完整图像完成拼图。

[①] "癌症个性化治疗"研究的全称为 Investigation of Profile–Related Evidence Determining Individualized Cancer Therapy。——编者注

"我们正在开启一个从医疗实践走向医学科学的时代。"连续创业者、10亿美元规模的科斯拉风险投资基金的创始人维诺德·科斯拉说，"患者再也不会因所见的医生不同而得到几种不同的建议。他们会得到完全相同的建议，而且对他们来说这可能是最好的建议。"[3]

现在的医疗具有普适性、反应性和相对不确定性。医生的个人技能、经验和重视程度在治疗中起着非常重要的作用。一旦有了精准医疗，医疗保健将转变为数据驱动、主动出击和高度可靠。医生、医院、保险公司和制药公司将经历彻底的变革。医疗保健的效果将提升几个数量级。健康数据将成为地球上最有价值的资源之一。

显然，精准医疗对麦基翁这样的重病患者是有益的。对那些只想保持健康、延长寿命的健康人来说，它也是革命性的。本章的内容同时涉及这两个群体。

走向个性化的健康分析

每年都会有一天，我在黎明时分从圣莫尼卡出发，沿着加利福尼亚州的太平洋海岸公路向南行驶。我会路过亨廷顿比奇，那里的冲浪者正试图赶上早潮，接着经过圣克利门蒂长长的白色沙滩，以及卡尔斯巴德繁花似锦的田野。最后，我来到人类长寿公司位于圣迭戈的非常现代化的总部，该公司是世界领先的精准医疗中心之一。虽然工作人员都穿着手术服，但这里给人的感觉更像五星级酒店而不是医院。一位专属礼宾员在入口处迎接我，并将我带到我的私人房间，里面有一张沙发、设备齐全的厨房，还有一份健康素食菜单。

在接下来的 6 小时里，我被采集了 21 份血液样本，进行了 2 小时的全身磁共振扫描，接受了心脏超声检查和一系列神经病学测试，并在压敏地板上来回走了 10 次，这种地板仔细记录了我的平衡性和运动质量。这一天结束时，我收到了一份 70 页的报告，该报告详细介绍了我的激素水平、胆固醇、维生素、蛋白质、糖、抗生素和其他生物数据。另一些报告则描述了我的肠道健康状况、DNA 和个人风险因素。这些报告追踪了自我上次就诊以来身体的变化，并给出了营养、生活方式和药物方面的调整建议，这将有益于我独特的生理状况，使我远离疾病。

人类长寿公司由克雷格·文特尔（Craig Venter）[①] 和彼得·戴曼迪斯创建，是精准医疗领域的领军者。投资正在涌入精准医疗领域，预计到 2028 年，精准医疗将成为一个规模高达 2 000 亿美元的行业。[4] 数千家精准医疗初创企业已经获得投资，像人类长寿公司这样的精准医疗中心在世界各地不断涌现，帮助人们改善健康、延长寿命。

"我们如何利用现代技术来确保你充分发挥自己的长寿潜能？"人类长寿公司的首席执行官何为无向我解释道，"显然，你不应该死于癌症、心脏病或中风。检测 80% 以上的上述疾病的技术已经趋于成熟。"[5]

不过，这不仅仅是为了避免过早死亡。像 Apeiron 性能中心这样的精准医疗机构利用精准医疗，为你量身定制专属于你的饮食、锻炼和补充剂的独特组合，全面帮助你改善身体健康、心理健康和运动表现。

这一切是怎么做到的？这都源自"omes"。当然，我指的不是瑜伽课的内容（尽管我每天都做瑜伽），而是你的基因组（genome）、表观基因组（epigenome）、微生物组（microbiome）、蛋白质组（proteome）、转录

---

① 文特尔的著作《生命的未来》是一本详细论述生命科学基本原理的杰出著作，全景展示了分子生物学的历史沿革和未来发展方向。该书中文简体字版已由湛庐引进，浙江人民出版社出版。——编者注

组（transcriptome）和代谢组（metabolome）。蛋白质组是指一整套反映你当前健康状况的蛋白质，转录组是你体内所有 RNA 分子的集合，代谢组则包括代谢物、微生物组副产物及食物和药物残留。这一切共同构成了你的"omes"，即关于你自身健康状况的极其复杂和数据丰富的全景图像，它正在改变医疗实践的方式。

随着直接面向消费者的基因检测公司 23andMe 获得 25 亿美元的巨大投资，专注于"omes"的诊断服务呈爆炸式增长。不过，这项技术要得到可靠、广泛的应用还有很长的路要走。（我指的是臭名远扬的 Theranos 公司的失败，从某种程度上说，它的愿景——快速、价格合理的直接面向消费者的血液检测走在了时代前列。）当然，这项技术终将成功。与此同时，传统遗传学公司已经与大型制药公司展开合作，为癌症和其他疑难杂症提供个性化的治疗方案。

与你正在阅读本书一样确定的是，在即将到来的年龄革命近景中，快速、廉价和高度可靠的个性化健康分析将无处不在。健康数据将用于预测和预防疾病，"omes"将为定制医疗处方提供支持，促进更快速、更低成本的药物开发，为每一个人提供生物学知识，我们可以应用这些知识来正确饮食、健康生活，并尽可能长时间地保持健康。这一切之所以会发生，关键在于人工智能的力量。

人工智能让精准医疗成为可能

这种将个人健康数据作为医学诊断和治疗的基础的愿景存在一个问题，即人类无法完全吸收、分析和理解世界上存在的所有健康数据。据国际数据公司估计，截至 2020 年，这些数据超过 2 000 EB，用联合国信息技术机构国际电信联盟的话来说，"这相当于用人类所有已知语言写就的书面作品的 46 280 倍"[6]。当你在阅读本书时，这个倍数可能已经接近 6 万或 10 万。

想想看，传统的医疗保健已经有了几乎无法想象的数据量，很快，直接面向消费者的服务产生的个性化健康数据将使其黯然失色。为了有效利用这些数据，我们必须将其与有关药物选择、手术治疗、生活方式调整和其他干预措施的大量数据交叉引用。这里引用在网络上广泛传播的一段视频中的话，"没人有时间这么做"。这就是人工智能应该登场的时候。如果你熟悉计算机视觉、深度神经网络和机器学习等术语，你可能已经猜到了接下来会发生什么。我不会用人工智能的入门知识堆满这一章。人工智能正在迅速发展，并使精准医疗真正成为可能。下面是人工智能领域的一些案例。

人工智能案例 1：对患者的持续监测

在英国，有 100 多万人患有慢性阻塞性肺病。这是前来急诊室就诊的患者中第二大常见疾病，每年约有 3 万人死于这种病，其中大多数是 65 岁以上的人。[7] 在睡觉时或其他容易受到伤害的情况下，慢性阻塞性肺病患者经常需要使用 CPAP 呼吸机来帮助呼吸，甚至可能需要戴上可以报告心率的智能手表。不过，突发事件可能会在没有任何预警的情况下发生，使患者被送往急诊室。总部位于西雅图的人工智能初创公司 KenSci 从中看到了机会：从联网的 CPAP 呼吸机、智能手表和患者活动日志中收集的数据，能否用于预测何时会发生突发事件。KenSci 使用 3 年的患者数据训练一种人工智能算法，直到它能够识别突发事件爆发之前微妙而复杂的数据模式。现在，该算法正在为英国国家医疗服务体系服务，主动分析门诊患者的实时数据流。当 KenSci 的人工智能发现潜在的突发事件时，医生会收到警报，从而能够在情况变得紧急之前进行干预。

人工智能案例 2：深度学习和计算机视觉在诊断中的应用

　　糖尿病视网膜病变是糖尿病的一种并发症。随着时间的推移，过量的糖会损害与视网膜相连的微血管。虽然患者体内会长出新的血管，但它们很容易破裂。如果不进行治疗，最终会导致患者完全失明。这种疾病如果及早发现是完全有可能治愈的，但它一开始几乎毫无症状，能够识别这种疾病的眼科医生非常稀缺。在谷歌科学家瓦伦·古尔山（Varun Gulshan）的祖国印度有 1 300 万人患有糖尿病视网膜病变，他知道，一定有更好的方法用人工智能来诊断和治疗这种疾病。他的团队获得了 100 万张视网膜扫描图像，这些图像已经由眼科医生进行了分析和分级。随后，他们使用深度学习和计算机视觉等人工智能技术来培训算法，使其能够识别糖尿病视网膜病变，就像培训合格的眼科医生一样。如今，由于人工智能的出现，缺少合格的眼科医生来监测糖尿病患者视网膜状况的情况已不再是一个问题。

人工智能案例 3：自然语言处理将人工智能医疗提升到新的水平

　　运用人工智能分析原始数据和图像并不难，但要真正实现超精确、高度个性化的精准医疗诊断，人工智能需要组织整理和深入理解大量资源，包括数亿患者的病历、数千种已获批准的试验性药物的相关文献、临床医学期刊、保险索赔，以及多种语言的医生手写笔记和反映患者病情的图表。接下来，它需要从这些资源中得出有用的见解，对患者的情况进行概率计算，并为特定患者提供可行的最佳治疗方案。

　　计算机可以做到这一点，方法之一是通过自然语言处理，这是一种理解书面信息的人工智能形式。CloudMedX 这样的人工智能医疗系统使用自然语言处理来扫描基于语言的数据，并确定患者的正确护理方式。目前，我们可以通过输入"心脏疼痛""手指刺痛"等个人症状来获得诊疗方案，这对医生可能没有亲身诊疗过的那些罕见疾病特别有用。护理者也可以输入高血压或克罗恩病等术语及患者的数据，以确定可能的治疗方案、已知的医疗并发症和相关情况。医疗记录监控则有助于识别与医院获得性感染、心脏病发作等负面健康事件相关的模式。

在某种程度上，自然语言处理已经可以执行我描述的这些详细分析，以提升医生的决策能力。假以时日，人工智能将能够结合计算机视觉、深度学习、自然语言处理和其他技术，提供极其可靠的诊断结果。这将消除医疗保健中的所有猜测和不一致性，并使过去那种"一刀切"的医疗方法显得很野蛮。虽然我们还有很长的路要走，但在即将到来的年龄革命近景中，精准医疗将成为完美的医疗，这一点也不夸张。

精准医疗的前景

从药物米拉森（Milasen）中，我们可以看到精准医疗的前景。米拉森由蒂莫西·余（Timothy Yu）和他在波士顿儿童医院的同事开发，成功救治了唯一一个服用它的患者。目前，全世界只有 18 克的米拉森，都存放在波士顿的一个冷冻室里，专门用来治疗一个名叫米拉·马科韦茨（Mila Makovec）的小女孩。

米拉的生活一开始很顺遂。她从一个快乐、健康的婴儿成长为一个聪明、活泼、健谈的小女孩。她扎着辫子，玩着洋娃娃，就像我 6 岁的女儿波利娜一样，她还喜欢看电影《冰雪奇缘》。然而，从 3 岁开始，米拉变得越来越笨拙，并出现了认知困难。到 6 岁时，她每天癫痫发作多达 30 次，只能通过喂食管进食，并且完全失明。

　　对朱莉娅·维塔雷洛（Julia Vitarello）和阿列克·马科韦茨（Alek Makovec）来说，这是他们身为父母的噩梦。米拉的基因组测序显示出一种极其罕见的疾病——巴顿病，这是一种神经退行性疾病，没有治疗方法，更没有治愈案例。巴顿病早期发作的预期寿命通常为 8 ~ 10 岁。尽管这个预测令人沮丧，但米拉的故事中接下来发生的事情让我们见识了精准医疗在治疗遗传性疾病方面的力量。

　　余博士听说有一种新的药物被用于治疗一种神经退行性疾病，这种病的机制与巴顿病相似。他想，如果能为米拉专门研发一个版本这样的药就好了。尽管米拉的病情急转直下，余博士并不愿意就此放弃。这位医生得到了同事的帮助，争取到了制药商的支持，并不断与美国食品药品监督管理局反复协商以获得监管批准。在几个月内，他的团队开发出一种新药物并投入使用，这种药物完美适合米拉独特的 22 个字母序列的基因组。他们将这种药物命名为"米拉森"。虽然由于治疗开始得太晚，米拉身上所有与巴顿病相关的症状无法扭转，但她现在可以自己走路和吃饭了，癫痫发作的次数比她服用米拉森之前要少得多，症状也要轻得多。维塔雷洛和阿列克开心地说，米拉最近更像她自己了——总是保持微笑，时常开怀大笑，享受着自己的生活。

　　很快，我们就不必等到疾病出现后才能得到治疗，也不必如此依赖运气，去寻找一位像余博士这样拥有美丽心灵和坚定决心的医疗服务提供者，让他为我们付出额外的努力。通过自助诊断、基因组测序和人工智能，很多疾病的风险因素将有可能被识别出来，从严重的遗传性疾病（如巴顿病）到肥胖、心脏病，甚至肠易激综合征等。这种识别甚至能以非侵入性的方式在子宫内进行，以便在婴儿出生前识别出危险情况。多基因风险评分高虽然会导致健康状况被评为不良，但在许多情况下，这并不意味着你一定会患上那样的病。在饮食、补充剂或药物方面的明智选择，可以帮助你避免这种情况的出现。理论上，你甚至可以吃一片专门为你定制的个性化药片，它将帮助你达到并保持最佳的健康状态。

丹尼尔·克拉夫特（Daniel Kraft）是提出这一概念的先驱，他是斯坦福大学和哈佛大学培养的医生，也是科学研究人员、奇点大学指数医学项目主席和医疗设备发明者。克拉夫特是一个看起来很年轻、充满活力、知识渊博的人，与儿童节目《蓝色斑点狗》（*Blue's Clues*）中的史蒂夫有些相似。谈及精准医疗领域的统计数据和各项研究，他总是充满自信。值得注意的是，克拉夫特还是几家初创公司的创始人，其中包括 Intellimedicine，该公司正在开发一种能够 3D 打印个性化智能药物的机器，这种药物包含完全正确的分子和非常准确的剂量，完美契合患者的身体条件、营养需求和日常健康状况。智能药物的原型 3D 打印机有 16 个筒仓，可以将 1 ～ 2 毫克微剂量的多种物质组合成一粒药丸。在克拉夫特的设想中，这种机器将被用于在药店中组合药物，最终将成为像烤箱一样常见的家用电器。"不是所有的药物或普通剂量对所有人都有效，"Intellimedicine 公司的宗旨这样写道，"体重、年龄、运动和饮食的差异……显著地影响着药物的剂量与选择。"[8]

在年龄革命的近景中，人们可以根据需要使用个性化药物来保障自己的健康。例如，总部位于美国波士顿的 Biofourmis 为医疗保健服务商提供了一项服务，即使用可穿戴生物传感器与机器学习来预测和预防患者病情恶化，并监测治疗是否有效。在 InsideTracker 网站上，你可以上传你的血液测试、DNA 测序和健身追踪器中的个人健康数据，以获得定制的营养和锻炼计划。作为一家老年护理公司，Carepredict 使用可穿戴设备与信标技术来预测和检测老年人的跌倒、营养不良、抑郁和其他潜在问题。从正念培训师到饮食和减肥系统，再到 Flo、Clue 和 OvaGraph 等女性月经周期监测仪，众多服务已经开始使用个人数据来定制健康计划，以避免疾病或保障优生优育。

当相关技术成熟时，精准医疗将能提前检测出所有潜在的疾病，有时甚至可以在疾病出现外在迹象之前几十年就检测到。从逻辑上说，你可能一辈子都不需要去看医生。

不用再去看医生

若想成为一名放射科医生，你需要一双敏锐的眼睛、13 ～ 15 年的医学培训、实习、奖学金，以及大约 25 万美元的教育费用。然而，如果你今天刚刚进入医学院，等到你毕业时，医生这个职业可能会发生重大变化。人工智能已经开始打乱常规的临床工作流程和医生培训，未来还会产生更多影响。

放射医学就是这场变革的最佳例证。放射科医生根据 X 光、CT 和磁共振成像扫描及超声波等图像进行详细诊断。他们必须具备强大的分析能力，并熟记跨多个专业的临床知识。巧合的是，这些恰好是计算机特别擅长的领域。借助计算机视觉和深度学习分析等人工智能工具，哪怕是世界上最好的放射科医生也有望提升自己的诊断能力。为了进一步了解这一转变，我联系了斯坦福大学医学院放射学副教授、医学博士萨夫万·哈拉比（Safwan Halabi）。"计算机科学是打造放射医学这枚钢针的铁锤，"哈拉比在谈到对其所在行业的关注时说，"尽快将人工智能应用于诊断是一场军备竞赛。"

要理解医疗行业为何如此热衷于实现这一目标并不难。一名放射科医生每年的收入约为 50 万美元[9]，而且每周只能工作 40 ～ 60 小时。放射科医生必须小心地避开辐射，他们有时会生病或休假，也很容易犯大多数人都难以避免的错误。然而，医学影像分析需要快速反应、持续在线，并且始终准确。人工智能有能力帮助缩小这一差距，而且它已经这样做了。麻省理工学院和谷歌合作开发了人工智能解决方案，可以诊断乳腺癌、肺癌、骨折、肺炎和阿尔茨海默病，准确率高达 98%，[10] 有时甚至可以根据放射科医生都无法识别的指标做出正确的预测。人工智能初创公司中的领军者 Zebra 和 Aidoc 可以按需提供成像分析，每次扫描只需要大约 1 美元。不过，这些只是人工智能支持放射科医生的早期例子。

"这就像早期的全球定位系统一样。"哈拉比博士指出，"你并不完全信任它，所以你至少还需要知道街道名称。我们很快就将看到计算机的偏见，它们将不再信任人类，甚至不再咨询人类。"斯坦福大学的另一位放射科医生柯蒂斯·朗洛茨（Curtis Langlotz）对此提出了更精确的观点："人工智能不会取代放射科医生，但使用人工智能的放射科医生将取代不使用人工智能的放射科医生。"[11]

放射科医生只是第一批因人工智能而改变其工作内容的医生。重症监护室和急诊室的医生需要做出高度准确且几乎即时的诊断，这类依赖数据的医生显然也可以利用人工智能提升自己的诊断能力。接下来是皮肤科医生、过敏科医生、心脏科医生、血液科医生和泌尿科医生。目前，我们还需要更多的数据来让这些系统发挥全部潜力，最终，它们将能够从根本上增强医生的能力。人类的技能水平各不相同，还会随着个人状况等因素出现起伏变化，而人工智能则只会随着时间的推移而不断改进。

远程医疗的可能

在精准医疗的背景下，另一种改变医患联系的方式是远程医疗。当我开始撰写这部分时，我觉得有必要解释什么是远程医疗，以及我们为什么可能需要它。就在此时，新型冠状病毒暴发了。当新型冠状病毒在全球蔓延时，Teladoc、iClinic 和 Doctor on Demand 等远程医疗服务平台上也挤满了患者。医疗保险批准了远程医疗，美国法律也迅速放宽，允许医生跨州执业。在中国，疫情暴发的第一个月里，远程医疗应用程序"平安好医生"^①的虚拟就诊量增加了 10 亿多人次。¹²中国其他科技公司的同类应用程序的情况也差不多，如腾讯微医、阿里健康和京东健康。

通过应用程序、网站和特殊视频会议，这些远程诊断公司能提供咨询、高清视频检查和开具药物处方等服务。在年龄革命的近景中，你可能再也不需要去看医生或给医生打电话以寻求基本的医疗建议，算法和聊天机器人就能解决这些问题。当然，人工智能会监控你的个人健康数据，并在发现问题时提醒你的医生。在不久的将来，如果你确实需要非紧急的个人健康咨询，它很可能会是远程的。中国已经出现了"智能诊所"的实体店，患者可以在那里接受人工智能诊断，甚至可以直接从智能药柜中拿到药物。不难想象，这些智能诊所有一天也会配备最新、最好的诊断扫描设备，这些设备以前通常只出现在传统诊所中。

即使事实证明不可能让患者远离医院，远程医疗仍将在降低死亡率和再住院率方面发挥重要作用。在美国，9%～17% 的出院患者会在 30 天内再次入院。¹³与此同时，近 12% 的患者没有第二次出院的机会，他们在第二次住院期间亡故了。¹⁴研究表明，哪怕患者能多住院观察一天，死亡率也会大大降低。¹⁵通过远程监控和网上问诊，这种观察可以在家里舒适地进行。

需要指出的是，我既没有预测也不希望医生这个职业消失。我非常感谢医生，他们挽救了我的生命和我所爱之人的生命。随着医疗服务与地理位置、专业知识脱钩，医生能够为患者提供更好、更实惠、更具同情心的医疗护理。在人工智能的帮助下，医生可以不必把时间再花在低价值的管理、分析和仪式性的工作上，而能以更全面的方式为患者服务，就像过去那样。大约 200 年前，医学专家还没有出现，当时的医生就像一位家庭成员，他会将患者作为一个整体来深入了解。医学专家模式在 20 世纪展现了显著的优势。

① 2021 年，"平安好医生"应用程序正式更名为"平安健康"。——编者注

然而到了现在，预约、候诊、等待结果可能需要好几小时，患者真正与医生面对面交谈的时间则很少。今天的医生通常只治疗患病的"部位"，而不是患者这个整体。

我坚信精准医疗对改善医患关系有很大作用。心脏病专家、作家、精准医疗先驱埃里克·托普就这一主题写了一本书，名为《深度医疗》（*Deep Medicine*）①。在这本书中，托普博士预测："人工智能带来的最大好处不是减少错误或工作量，甚至不是治愈癌症，而是创造了一个机会，可以恢复患者和医生之间宝贵而悠久的联系与信任，即人情味。"[16]

全世界有 30 亿人几乎或根本得不到足够的医疗护理。[17]他们中的大多数人都有移动设备。现在，智能手机价格便宜、供应充足。对这些人来说，远程医疗和人工智能将为他们提供与相对富裕的城市居民享有的同等医疗护理。科斯拉指出："那些人可能收入不高，却拥有一位人工智能私人医生来解答他们的问题，这将是免费的，就像谷歌地图一样。"[18]

要数据还是要生活

细心的读者会注意到，本章还没有讨论一些极其重要的问题。你甚至可以说，精准医疗能否成功取决于这个单一的问题。精准医疗需要大量数据，这种对人们健康数据的使用引发了从物流到隐私的诸多问题。正如我们在本章前面所看到的，现有的健康数据已经多到我们不知道该如何处理。这带来了一个问题：若想让这些海量数据为精准医疗所用，我们需要将它们汇集起

---

① 埃里克·托普在这本书中揭示了人工智能在医学上的各种应用前景，为人工智能如何实现医疗变革提供了一幅全景图。该书中文简体字版已由湛庐引进，河南科学技术出版社出版。——编者注

来，并能随时提供给医院、医学研究人员、制药公司、政府卫生局和其他机构。这是一件非常敏感和困难的事情。

首先，健康数据存储在许多相对独立的地方。在流感季节，你因持续咳嗽而接受的胸部 X 光检查记录保存在当地医院的医疗档案中；从你的 Fitbit 和 Oura 戒指收集的每日健康数据存储在这些公司的服务器上；你在星云基因组做的基因测序与这家公司同在；你的年度血液检查结果则在你的初级保健医生手上。

其次，监管也是一个问题。对于像美国的 HIPAA[①]这种政府授权的法案，它们要求医疗护理提供者对患者的个人健康数据保密。即使他们想分享这些数据（剧透警告：他们没有），他们的高薪律师团队也不会允许。

再次，商业竞争问题不可避免。2017 年，《经济学人》杂志宣称："世界上最有价值的资源不再是石油，而是数据。"[19]（那些当时不相信的人可能已经被 2020 年的油价暴跌说服。）在 21 世纪，数据是无价的。人工智能预示的所有激动人心的机会都依赖于数据。医疗机构内外的参与者都明白数据的商业价值，让他们为了患者的利益而合作可不是一件容易做到的事。

从次，保护健康数据远离网络犯罪是一项重大挑战。你的社保账号在黑市上的价值不超过 1 美元，你的信用卡数据则可以卖到 5 ～ 30 美元。[20]至于你的病历，啊哈！那可以卖个大价钱！病历里有你的姓名、地址、联系方式、身份证号码、保险账户、付款明细、家庭成员和紧急联系人，当然还有详细的健康记录。对罪犯来说，一份完整的病历价值高达 1 000 美元。[21]我很遗憾地告诉各位，大约 75% 的美国医疗机构遭到过黑客攻击。[22]

最后，个人隐私问题不可忽视。毫无疑问，你已经注意到正在进行的关

---

① HIPAA 是 Health Insurance Portability and Accountability Act 1996 的首字母缩写，即健康保险流通与责任法案，提供数据保密和安全条款以保护患者信息。——编者注

于数据所有权的社会大讨论。比如，像谷歌和 Facebook 这样的科技巨头是否有权将你的数据用于商业目的，他们如何存储和使用这些数据，以及他们需要向作为消费者的你透露哪些信息。欧盟于 2018 年开始实施《通用数据保护条例》（General Data Protection Regulation），另有 100 多个国家制定了类似的措施。[23] 当涉及健康数据时，情况变得更加复杂。谁有权访问这些数据？谁有权存储它们？他们应如何对它们进行商业开发？你能得到一部分利润吗？如果黑客窃取数据并利用它们损害你的健康或让你遭受财产损失，谁来负责？医疗保健公司可以利用你的数据向你销售新的医药产品和医疗服务吗？有人会用你的数据勒索你吗？或者，正如电影《千钧一发》（Gattaca）所设想的那样，你的个人健康数据有一天会影响你对教育、职业、伴侣或社会角色的选择吗？

如今，这些问题已经出现在现实生活中。2018 年，加利福尼亚州警方逮捕了小约瑟夫·詹姆斯·迪安杰洛（Joseph James DeAngelo Jr.），他被指控在 1976 ～ 1986 年强奸 45 名女性，并杀害 12 人。此前，警方手中有"金州杀手"的一个 DNA 样本，但即使在搜索了包含数百万名嫌疑人的国家逮捕记录之后，他们仍无法确认他的身份。是什么让警方在这次搜捕中获得了主动权？是 GED Match，一个利用基因测序报告帮助人们寻找亲人的网站。当警方在这个网站上输入"金州杀手"的 DNA 样本时，潜在嫌疑人从整个国家缩小到了一个家庭。迪安杰洛仍然住在离犯罪现场几千米的地方，很快就被指认出来。在 GED Match 更新其政策以保护用户（哪怕用户是罪犯）的隐私之前，类似的场景在多个州的数十起悬案中上演。[24]

众所周知，透露自己以前的健康状况可能会让你很难买上保险，甚至很难被担心你身体状况的雇主雇用。在未来，这会包括你还没有患上的疾病吗？访问你的医疗档案是否会让你失去其他机会？

即使你健康状况良好，数据的使用也可能令人担忧。那些想获得你的社交媒体信息、互联网搜索记录和购物数据的大公司，现在也在努力获取你的健康数据。谷歌斥资 21 亿美元收购 Fitbit，并通过交易、合作和收购，抢占了美国和英国数千万患者的健康数据。苹果在其智能手表的健康追踪功能上投入了大量资金，而且正在悄悄收购与健康科技相关的初创公司。[25] 亚马逊现在拥有 PillPack 和 Health Navigator，并专注于制药领域和自己的可穿戴手环。Facebook 在 2018 年取消了从医院获取患者数据的秘密计划，[26] 现在鼓励大众使用它的个人健康应用程序。[27] 这些公司通过获取人们的健康数据所得到的收益是惊人的，而且只会变得更加惊人：到 2027 年，苹果在医疗保健方面的收入预计将超过 3 000 亿美元！[28] 中国的科技巨头也走在这条道路上，同样在医疗保健方面投入巨资。当然，大型制药公司也不想被排除在外。2018 年，瑞士罗氏制药企业集团以 19 亿美元收购了生物数据公司 Flatiron Health。这家位于纽约的初创公司当时只有 6 年历史，它将从不同的渠道获得的癌症患者的数据汇集到一个中央存储库，用于药物研究和临床试验。

事实上，健康数据的收集、销售和购买并不是什么新鲜事。例如，北卡罗来纳州达勒姆的研究和健康数据公司艾昆纬每年收入 110 亿美元，部分收入来自允许客户访问其 8 亿多份未经确认的患者记录。医疗保健公司保留向制药商、研究机构、保险公司和其他公司出售匿名数据的权利，前者包括许多直接面向消费者的诊断公司。例如，在 2020 年年初，23andMe 与西班牙制药公司 Almirall 签订了一份许可协议，允许 Almirall 根据自己的客户数据开发一种药物。[29] 有些公司甚至可以通过完全合法的方式绕过 HIPAA 法案的限制。例如，谷歌声称自己是医疗服务提供商 Ascension 的"商业合作伙伴"，这使其有权全面访问患者的健康记录。[30] 即使数据是匿名的，有时仍然可以准确地识别出患者。[31]

尽管这看起来令人担忧，但大型科技公司对健康数据的痴迷也会带来好处，即与传统医疗机构相比，它们在思维模式和技术方面更具优势，因而更有可能实现精准医疗的前景。大型科技公司拥有最先进的人工智能、最雄厚的资金和最强烈的商业意愿，能够排除万难，实现目标。与此同时，一场将保护个人健康数据视为一种人权的运动正在进行。作为贡献者自愿提供数据的交换，学术和研究机构 Count Me In 会主动告知他们可能有助于改善其状况的发现。Patients Like Me 拥有 75 万名罹患 2.9 万种疾病的患者的 4 300 万个数据点，同样基于患者的数据所支持的研究，通过提供网络工具来追踪和改善患者的状况。Seqster、Blue Button 和 EPatient Network 等服务商相继涌现，可以让患者访问和控制自己的健康数据。Sage Bionetworks 这样的非营利性组织正试图建立善意数据共享的基本规则，这些规则基于在软件世界中运行得非常好的开源模式。

　　一些国家的政府也积极参与其中。自 1994 年以来，丹麦的非营利性组织 Medcom 将全国的医院、药店、实验室、急救人员和私人诊所连接起来。它是电子健康记录系统的基石，在该系统的帮助下，医疗保健提供者及其患者能够访问护理和预防所需的所有数据。[32] 美国国家卫生研究院（National Institutes of Health）启动了"全民研究项目"（The All of Us Research Program），招募了数十万美国人参与其雄心勃勃的计划，以"建立历史上最多样化的健康数据库之一"。该机构发布了一份关于隐私和信息共享的详细行为准则，以确保志愿者提供的健康数据仅用于公共卫生事业。[33]

　　当许多人在新技术和健康数据融合的背景下思考医学的未来时，著名的医学未来学家赫塔拉·麦斯可（Bertalan Mesko）则认为，患者授权对长寿的重要性比某些新技术高出 100 倍。人们应该对影响其健康的决策和行动有更大的控制权，保护我们的健康数据隐私和对自己数据的访问权利是关键的促成因素。"为了更健康、更长寿，你愿意放弃多少隐私？这是每个人都应该做出的决定。"麦斯可博士告诉我，"只要你是一个能够独自做出决定的人，你怎么决定都行。"他认为，这种赋权的想法就极有可能让人们的寿命延长几十年。

　　历史学家尤瓦尔·赫拉利认为，健康数据隐私的困境将会以一种建设性的方式得到解决。他写道："在 21 世纪，这方面的一场大战将在隐私和健康之间展开，最终健康将获胜。"[34]

我同意他们的观点。我们需要正确的教育和法规来保护每个人的健康数据的隐私权，这将是未来 10 年最重要的社会问题之一。归根结底，没有什么比健康和长寿更宝贵。我乐观地认为，我们将找到一种合理利用这些奇异数据的方法，并挖掘出它们的价值。

医疗保健的愿景：持续改变

每年，我都会访问纽约、旧金山、洛杉矶和伦敦的公司，这是我的"长寿 @ 工作"项目的一部分。"长寿 @ 工作"是一个企业生命延长项目，旨在帮助人们采取有益于健康和长寿的生活方式。我是免费做这件事的，我努力的目标是帮助 10 亿人生活得更好，并活到 100 岁以上。

如果世界各地的员工都接受培训并受到激励去养成更好的生活习惯，你能想象会发生什么吗？雇主们是清楚的。根据美国疾病控制和预防中心（Centers for Disease Control and Prevention）的数据，疾病和伤害每年使美国企业损失近 2 300 亿美元，[35] 即平均每位员工每年超过 1 500 美元。因此，员工健康计划已经成为大中型企业的标准配置。现在，这些计划变得越来越复杂，还结合智能手表和数据分析来追踪与激励员工采取更健康的生活方式。

保险是又一个被精准医疗颠覆的行业。从 2014 年开始，美国的保险公司不能拒绝客户、收取更多费用或根据现有条件限制保险金。不过，美国的医疗费用仍然是天文数字，经过数十年久坐不动的生活、食用快餐和吸烟，一半的美国人变得肥胖，1 亿多人患上了高血压，大约 1/4 的人患有糖尿病或处于糖尿病前期。[36] 保险公司可不想为此买单。例如，Discovery 保险公司很早就意识到了这一点，并致力于通过一项名为"活力"的奖励计划让 1 亿人变得更加活跃，激励其被保险人运动起来。"人们不一定会为了长期利益而在短期内做出正确的决定，"Discovery 保险公司创始人阿德里安·戈尔

（Adrian Gore）告诉我，"但如果我们能激励人们变得更健康呢？如果我们能让人们改变他们的行为，索赔成本就会下降，我们可以与客户共享这个计划带来的好处。"Discovery 与苹果合作，通过智能手表和数据分析来追踪企业健康计划参与者的活动情况，并奖励那些变得更活跃的人。该公司声称，这项计划使被保险人的总住院费用降低了 40%，住院时间缩短了 25%。[37] 与此同时，安森保险公司为其 4 000 万会员提供家庭诊断服务，哈佛朝圣者健康保险公司通过主动批准之前很少采用的非侵入式检查，让昂贵的侵入式产前检查减少了 15%。[38]

另一个可能会被精准医疗永久改变的医疗保健领域是药物研发。我们看到了精确的患者数据是如何帮助麦基翁和米拉的，她们并不是孤例。2005 ~ 2018 年，精准药物获得批准的概率从 5% 上升至 40%。大批量、一刀切的方法逐渐转变为定制的精准模型，这种观念在大型制药企业中占据了主导地位，并改变着整个行业的运作方式。2017 年，制药商安进采取了一项前所未有的举措，即如果患者在服用其降胆固醇药物瑞百安期间心脏病发作或中风，该公司将全额退款。[39]

直到现在，我们仍以错误的方式对待医疗保健，这不是因为我们愚蠢或冷酷无情，而是因为这是我们唯一可以采取的方式。很快，高度个性化的医疗将带来更好的健康成果、更高的生产力、更低的医疗成本、更高的 GDP、更少的政府社会项目支出，并为制药公司带来更多机会。知道健康饮食、锻炼和适度饮酒对你有好处是一回事，而当你在做这些选择时，你的健康设备显示屏上显示出这些选择产生的结果则是另一回事。

让我们暂时离开电脑屏幕，回到实验室，从比特和字节转向生物学。如果当初没有对麦基翁和米拉的基因进行测序，精准医疗永远无法拯救她们。我们在理解人类基因组方面取得了重大进展，这是我们这个时代最伟大的科学成就之一。在年龄革命的近景中，我们将超越对基因的理解，而且很快就会掌握造物主般的力量来改变它们。

第 **7** 章

改变遗传密码

为医疗保健和年龄革命的
全新技术进步铺平道路

The Science and Technology of Growing Young

我们罹患的每种疾病都是由 DNA 引起的，而每种疾病都可以通过 DNA 来治疗。

——乔治·丘奇

我们没有为科学进步做好准备，并不意味着它不会发生。

——詹妮佛·杜德娜（Jennifer Doudna）
生物化学家、CRISPR 先驱

整个人类的基因组序列是人类遗传学的圣杯。

——沃尔特·吉尔伯特（Walter Gilbert）
生物化学家

维多利亚·格雷（Victoria Gray）第一次遭到镰状细胞病袭击时只有 3 个月大。导致镰状细胞性贫血的遗传特征影响了全世界数千万人，包括多达 30% 的撒哈拉沙漠以南的非洲人和多达 300 万的非裔美国人。镰状细胞性贫血患者的骨髓会产生形状异常的红细胞，这些红细胞无法将氧气输送至身体各处。这通常会导致疲劳、频繁感染，在像格雷女士这样的重症患者身上，还会导致突然的剧烈疼痛。

"有时候我感觉有一道闪电划过我的胸口，"格雷在 2019 年的一次采访中说，"浑身上下剧烈地疼痛。这是一种来自身体深处的疼痛，我摸不到它，也无法让它好转。有时，我会蜷缩起来哭泣，除此之外什么也做不了。"[1]

镰状细胞性贫血还会导致过早死亡。罹患这种疾病的人平均寿命只有 54 岁。对 34 岁的格雷来说，情况已经变得非常糟糕，她再也不能走路或自己进食了。她每年都需要多次去急诊、住院和输血，她的病情只会越来越严重。这不仅仅是一件令人讨厌的事，简直是一起死刑判决。

有一天，田纳西州纳什维尔的莎拉·坎农研究所（Sarah Cannon Research Institute，SCRI）的医生向格雷抛出了一条救生索：她成为第一个接受 CRISPR-Cas9 这种新疗法的患者，这是一种新的基因疗法。通过使用这项新技术，该研究所的医生从格雷体内取出骨髓，改变了她细胞的基因。这个过程有效地"修正"了基因中的缺陷，就像你可以通过仔细浏览本书的每一行字，以纠正其中的错别字或修改文字。医生随后将数十亿这样的增强型细胞重新导入她体内，看看它们能否开始正常工作。没有人知道这是否有效。

接受治疗一年后，格雷似乎恢复得很好。莎拉·坎农研究所的研究人员的预期，格雷的红细胞系统至少应有 20% 能受到该治疗过程的积极影响，但当他们在 9 个月后进行检查时，发现格雷体内的绝大多数骨髓细胞和血红蛋白似乎都能有效地发挥作用。更重要的是，疼痛再也没有发作，她已经完全停止就医！虽然现在宣布这种疗法能够完全治愈镰状细胞性贫血还为时过早，但它至少已经让格雷完全恢复了正常生活。[2]

这是年龄革命近景的一部分，通过一系列我称为基因工程的技术来影响我们的遗传密码。虽然这项技术目前只适用于少数罕见的情况，但在基因工程方面，人类即将迎来一场根本性的健康革命。在这场革命中，以前无法治疗的遗传性疾病将得到治疗，甚至被治愈，最常见和最难治的癌症将被终结，普通感冒甚至有可能被消灭。你、你的孩子或孙子孙女将能够改善遗传基因以延长寿命，或者每隔 10 年或 20 年进行一次"基因调整"，以重置自己的生物年龄。

通过基因工程，人类由基因决定的部分都可以得到改善。在探讨这一革命性的技术进步之前，我们有必要先回顾一下已经取得的进展，看看这一切是如何开始的。

人类基因组测序

在向前迈进之前，让我们先问一下，我们是怎么到达这里的？我们在 70 多年前知道了 DNA 的结构，为什么基因工程现在发展得如此之快？为了讲述这个故事，我们需要回到 20 世纪 80 年代，回到华盛顿特区。正是在那里，理论物理学家查尔斯·德利西（Charles DeLisi）负责美国能源部健康与环境项目，具体来说是研究核电站的辐射如何影响人类的基因。

这项工作始于一份 144 页的报告，即《检测人类遗传突变的技术》（*Technologies for Detecting Heritable Mutations in Human Beings*）。该报告指出，由于缺乏关于人类 DNA 的可靠知识，那些有助于揭示辐射诱发的基因突变带来的危害的新技术受到限制。对一个完整的人类基因组进行测序可以解决这个问题，但这"将是一项艰巨的任务，涉及许多实验室、大量科学家，甚至需要几十年才能对一个完整的基因组进行测序"。[3]

这确实是一项艰巨的任务。人类基因组由 23 对染色体组成，每对染色体包含 5 000 万～ 30 000 万个核苷酸，它是 DNA 的基本结构单元。这些核苷酸几乎能以任何长度和顺序组合在一起，形成几乎无限多的组合。通过解码人类基因组，科学家将能够识别大约 2.5 万个人类基因中的每一个，但这意味着要对大约 30 亿个核苷酸碱基对进行测序。当时，科学家识别出的碱基对序列连 1% 都不到。以当时的技术，他们每个月连一个基因的序列都测不完。承接这样一个项目将是一项艰巨的任务，需要政策和财政的大力支持，所以这被认为是不可能完成的任务。

究竟能不能完成？德利西也在思考。1985 年，在新墨西哥州圣塔菲的洛斯·阿拉莫斯国家实验室（Los Alamos National Laboratory），他召集了 50 位著名的遗传学家和计算机专家，共同评估承接这项艰巨任务的成本、可行性和价值。在会议期间，哈佛大学生物化学教授、诺贝尔奖获得者沃尔特·吉尔伯特在黑板上写下粗体的"30 亿美元！"。这就像板岩上的白垩炼金术，人类基因组测序的幻想变成了一个可实现的可量化计划。

德利西一路坚持下去，直到该计划获得了当时美国能源部、国会和罗纳德·里根总统的批准。人类基因组计划最终在 1990 年得到了充足的资金并启动。美国国家人类基因组研究所（National Human Genome Research Institute，NHGRI）因此成立，负责监督这项工作。该研究所的首任所长是 DNA 双螺旋结构的发现者之一詹姆斯·沃森（James Watson）[1]，接任的是弗兰西斯·S. 柯林斯（Francis S. Collins）。在接下来的 10 年里，来自 6 个国家的 20 所大学和研究机构的遗传学家研究了匿名捐赠的 DNA，以寻求对整个人类基因组进行测序。传奇科学家和企业家克雷格·文特尔引入了一种名为霰弹枪测序的技术，该技术从根本上加快并改进了测序过程。第一个基因序列草案约占整个基因组的 90%，于 2000 年发布，比预期的提前了几年，少花了几亿美元。

虽然第一次基因组测序花了 30 亿美元，并用了 15 年才完成，但今天，一个下午就可以完成一份完整的人类基因组测序，并且只需大约 200 美元。在基因测序的帮助下，我们在疾病诊断和个性化医疗、确定与长寿相关的基因，以及更快、更低成本和更有效地研发药物等方面取得了进展。在新型冠状病毒暴发的头几周里，这种有效性得到了证明。2020 年 1 月 12 日，中国向世界公开了这种新型冠状病毒的基因序列。在 10～15 年前，这是完全不可想象的。就年龄革命而言，基因测序最重要的作用可能是使各种基因工程成为可能。

---

[1] 詹姆斯·沃森的《双螺旋》（插图注释本）全景讲述了 DNA 双螺旋结构的发展历程。该书中文简体字版已由湛庐引进，浙江教育出版社出版。——编者注

CRISPR 的基因编辑工作

人类基因组计划的成功使我们能够用基因去做真正了不起的事情。一旦知道哪些基因位于何处，以及它们各自负责的特征和功能，我们就有可能锁定并修复那些功能异常的基因，就像我们在镰状细胞性贫血患者格雷的故事中所看到的那样。这个过程十分引人注目，谈及它就像阅读科幻小说一样。它是从一种名为 CRISPR-Cas9 的细菌免疫系统开始的。

为什么细菌也需要免疫系统？当然是为了保护它们免受病毒的侵害！病毒擅长破坏和侵入细胞壁，包括细菌的细胞壁。病毒以恶意指令感染细菌细胞，就像黑客将恶意代码插入软件程序一样。在这两种情况下，宿主都成了一枚嘀嗒作响的定时炸弹，专心地执行病毒的指令。细菌的记忆力很好，它们一直仔细地记录着这些感染情况。当一种类似的病毒来制造麻烦时，细菌早已准备好一系列被称为"成簇规律间隔短回文重复序列"（CRISPR）的 DNA 序列。CRISPR 记录会提醒细菌注意入侵者并启动防御机制。与好莱坞动作片中的主角一样，一种名为 Cas9 的蛋白质奉命前来消灭病毒。Cas9 寻找病毒 DNA 的特定部分，并在病毒实现其邪恶目的之前切割它，就像拆弹专家剪断爆炸所需的那根导线一样。

在研究细菌的这种令人着迷的防御机制时，詹妮佛·杜德娜和埃玛纽埃勒·沙尔庞捷（Emmanuelle Charpentier）一起提出了一个构想，前者是加州大学伯克利分校分子生物学教授，后者就职于柏林马克斯·普朗克研究所。这个构想帮她们赢得了 2020 年诺贝尔化学奖。这种机制是否也可以用来破坏人体内的有害病毒的 DNA？它是否可以进一步被用来改变人类的 DNA 以达到有益的目的？事实证明，答案是肯定的。

2012 年，杜德娜和沙尔庞捷在《科学》杂志上发表了一篇革命性的论文，向全世界宣布 Cas9 可以被"编程"，以切割我们所需的任何 DNA 序列。科学界立即认识到这项技术潜在的巨大可能性。作为一位年轻的华裔生物化学家，张锋在 2013 年成功使 CRISPR 适应培养皿中的小鼠和人类的细胞。哈佛大学教授、基因组研究专家乔治·丘奇对该领域的贡献不胜枚举，如使用 CRISPR-Cas9 编辑人类干细胞。[4] 很多项目极富想象力，例如，丘奇在哈佛大学的实验室一直致力于复活猛犸象，已经将在西伯利亚发现的 4 万年前的长毛猛犸象的基因插入现代亚洲象的 DNA，这会让人立即想起好莱坞的某个系列电影。如果成功了，该项目将为"反灭绝"和其他物种的族群管理开辟一条新的道路。

随后，基因编辑技术有了新的应用，对人类健康和长寿有了更明显的益处：通过在实验室中研究人类细胞的 DNA，科学家已经修正了一些基因，这些基因会导致某种形式的肌肉萎缩[5]和某种以前无法治愈的心脏病。[6]艾滋病病毒已经从被感染的 DNA 中剪掉了，癌细胞的生长速度已经减缓……在世界各地的实验室中，基因编辑被用于治疗亨廷顿舞蹈病、莱姆病、先天性失明和其他疾病。世界各地的研究中心正在开展的项目之多，足以填满本书的一章。基因编辑技术一旦成熟，将能够治疗 89% 的已知遗传性人类疾病。

与年龄革命近景中的大多数技术一样，基因编辑技术目前尚不成熟。例如，Cas9 蛋白有时会误将类似的 DNA 序列视作其预期的目的地。这就好比基因组是一个庞大的住宅区，由看起来几乎相同，但又不完全相同的房屋组成，即使是熟悉该住宅区的访客也很容易迷路并搞错地址。目前，我们还不清楚这些所谓的脱靶效应多久发生一次，以及如何确保它们不发生。虽然短时间内你还不能在当地的诊所对自己的基因进行编辑，但这项技术正在不断发展，信不信由你。今天你就能以低至 170 美元的价格购买 DIY 细菌基因组工程 CRISPR 试剂盒，并与你的孩子一起进行教育实验！

新兴的基因工程潜力无穷，基因编辑只是最早得到应用的一种。

改变人体细胞内的基因

1971 年，戴维·菲利普·维特尔（David Phillip Vetter）出生在得克萨斯州休斯敦的得克萨斯儿童医院。出生后不到 20 秒，他就被放置在一个无菌、气密的塑料隔离罩中。这种隔离罩最初是由美国国家航空航天局的工程师为宇航员设计的，巨大的空气压缩机使隔离罩保持充气状态。医生和护士通过永久固定在塑料隔离罩壁上、专门设计的橡胶手套给他喂食和清洗。男孩的食物、尿布和玩具必须先在 60℃的环氧乙烷气体中消毒一周，再经过一周的透气，才能放入他的"房间"。当维特尔长大到可以走路、说话和玩耍时，美国国家航空航天局设计了一件与人类登陆月球时所穿的太空服相似的服装，这样维特尔就可以离开他的隔离罩四处走动。换上这套服装前需要做的预防措施和准备工作多达 52 项。他的父母从未与他有过亲密的接触。1983年，随着维特尔的精神状况因其在禁闭中的悲惨生活而恶化，他的家人尝试了一种新方法，试图帮助他摆脱隔离罩。可惜并不起作用。维特尔于 1984年 2 月 22 日去世，年仅 12 岁。

这就是著名的"泡泡男孩"的故事。维特尔患有一种被称为重症联合免疫缺陷（Severe Combined Immune Deficiency，SCID）的遗传性疾病。对于患有这种疾病的人，其体内的 T 细胞会迅速死亡，身体容易受到哪怕是最轻微的免疫威胁。在维特尔活着的那十几年里，他唯一的生存希望就是完全隔绝。维特尔的父母之所以愿意积极配合使用隔离罩隔绝的解决方案，是因为他们的大儿子戴维·约瑟夫·维特尔三世（David Joseph Vetter III）出生时也身患这种疾病，在 7 个月大时就夭折了。这是一种可怕的疾病。

1989 年，另一个孩子阿桑蒂·德席尔瓦（Ashanthi DeSilva）出生时也患有重症联合免疫缺陷，不过她的症状较轻。德席尔瓦一直在接受一种名为 PEG-ADA 的人工酶治疗，以增加体内的 T 细胞数量，但收效甚微。如果不改变治疗方法，她将在几年甚至几个月内迎来跟维特尔一样的悲惨结局。幸运的是，德席尔瓦出生时，未来的诺贝尔奖获得者斯坦利·科恩（Stanley Cohen）和赫伯特·博耶（Herbert Boyer）已经进行了一段时间的深入研究，这项研究后来被证明是与重症联合免疫缺陷的解决方案相关的。在 20 世纪 70 年代，科恩和博耶找到了一种将基因插入西红柿、烟草和玉米的方法。到 20 世纪 80 年代后期，那些旨在将早期基因插入技术复制到人类身上的实验获得了成功，并得到了美国全国免疫调查（National Immunization Surveys，NIS）及美国食品药品监督管理局的批准。到了 20 世纪 90 年代，弗伦奇·安德森（French Anderson）、迈克尔·布莱斯（Michael Blaese）和肯尼思·卡尔弗（Kenneth Culver）这 3 位医生准备用基因疗法治愈 4 岁的德席尔瓦。

CRISPR-Cas9 等基因编辑技术专注于纠正有缺陷的现有基因，基因疗法则更关注插入健康的基因拷贝，它们能够产生身体正常运作所需的蛋白质。医生将有效基因插入需要此类基因的细胞的细胞核中，一旦基因来到细胞核内，它就会使细胞自然产生缺失的蛋白质。在德席尔瓦的病例中，这种缺失的蛋白质就是腺苷脱氨酶，一种正常的免疫功能所必需的酶。该疗法在一定程度上起到了作用。辛西娅·卡特（Cynthia Cutter）是另一个接受此类治疗的女孩，她和德席尔瓦至今都还活着，但两人都得持续接受 PEG-ADA 注射以维持身体运作。总体而言，早期基因疗法的积极效果是极其有限的。例如，为了用基因疗法治疗重症联合免疫缺陷，一半的患者最终患上了白血病。虽然基因疗法存在种种问题，但对许多患者来说，除此之外的选择几乎肯定是过早死亡。正因如此，试验工作仍在进行。

1999 年，亚利桑那州的杰西·基辛格（Jesse Gelsinger）还是一名少年，他自愿参加了一项使用基因疗法的安全性研究。这项研究是为了收集可用于帮助患有鸟氨酸氨甲酰基转移酶缺乏症的婴儿的数据，但不太可能为其研究对象提供能缓解病情的帮助。基辛格的病情较轻，通过饮食和药物，他的病情得到了控制，但是大多数病情较重的新生儿都遭受了脑损伤，其中一半在出生后一个月内死亡。基辛格很高兴自己能在此项研究中做出一些贡献。"在我身上还能发生什么更糟糕的事情呢？"这名少年对他的朋友说。随后，他飞往宾夕法尼亚州，成为第 18 位接受尚存争议的基因疗法的试验者。4 天后，由于治疗中的失误，基辛格死了。很快，涉及数百名患者的数十项基因治疗试验被叫停。基因疗法在世界各地的实验室中被束之高阁长达 10 年之久。[7]

如今，基因疗法强势归来。人类基因组测序成本的大幅下降极大地扩展了研究范围，研究人员得以深入了解剂量和免疫系统的反应，最终提高了基因疗法的安全性。研究人员已经开发出复杂而具体的递送机制，并学会了"隔离"邻近细胞，使其远离癌症风险。2019 年，通过取出患者的干细胞，并在体外进行基因治疗后重新引入他们体内，研究人员治愈了患有重症联合免疫缺陷的婴儿盖尔·耶稣·皮诺·阿尔瓦（Gael Jesus Pino Alva）和其他 9 名新生儿。现在，在欧洲市场上，Orchard 制药公司推出了专门针对重症联合免疫缺陷的基因疗法 Strimvelis，该疗法已经获得了批准。

如果你是出生时患有重症联合免疫缺陷的少数不幸者之一，那么你只能寄希望于自己是含着金汤匙出生的，因为现在的 Strimvelis 疗法需要花费大约 65 万美元。作为美国食品药品监督管理局批准的第一种适用于遗传性视网膜疾病的基因替代疗法，Spark Therapeutics 公司的 Luxturna 疗法费用高达 85 万美元。这些疗法的价格之所以如此之高，很大程度上是因为它们仅服务于如此之小的市场。这类罕见的遗传性疾病能够从基因工程的研究中获益，正是因为治疗它们的方法很少，而且除了实验性的解决方案外，等待患者的往往只有死亡。当然，除了这些所谓的"孤儿病"（即罕见病），其他疾病也能从基因治疗中受益。研究人员还将常见的神经退行性疾病、心血管疾病、肌肉疾病、炎症、眼部疾病和传染病作为研究对象。美国食品药品监督管理局表示，预计到 2025 年，每年将批准 10 ～ 20 种新的基因和细胞疗法。

这将降低基因治疗的成本，并扩大其适用范围。基因疗法甚至准备挑战长寿的主要对手之一——癌症。2017 年，美国食品药品监督管理局批准了诺华制药公司用于治疗小儿白血病的 Kymriah，以及吉利德科学公司用于治疗成人非霍奇金淋巴瘤的 Yescarta。这两者都属于一种特殊的基因疗法，即 CAR-T 细胞疗法。

癌症即将终结

"我们希望治愈癌症，我们确实想做到。"一个穿着白色实验服、留着干练短发的男人说道，他深吸了一口气，并短暂地移开了视线，随后他的笑容逐渐变得沉重，目光也变得冷峻起来，"有时很难真正去思考……你可能真的会……成功。"

这是一部名为《以毒攻毒》（*Fire With Fire*）的纪录片的开头，该片由曾获奥斯卡奖的罗斯·考夫曼（Ross Kauffman）拍摄，时长三分半钟。纪录片中，穿实验服的男人是宾夕法尼亚大学免疫学家、肿瘤学家卡尔·朱恩（Carl June），他是 CAR-T 细胞疗法的主要发明者。T 细胞通常通过抓住入侵细胞的细胞膜上被称为抗原的独特突出物来发挥作用。你可以将其视为定制的锁钥结构，免疫细胞上的锁与入侵者的钥匙完美匹配。一旦停靠在入侵者身上，T 细胞就会往其内部泵入有毒物质，入侵的坏蛋就完蛋了。

不过，癌细胞非常聪明，掌握了多种巧妙的方法，可以防止 T 细胞识别出可与癌细胞的钥匙匹配的锁，从而保护许多类型的癌症免受免疫系统的有效防御。CAR-T 细胞疗法可以让 T 细胞在其表面长出喀迈拉抗原受体（嵌合抗原受体）。在希腊神话中，喀迈拉是一种长着狮头、羊身和蛇尾的喷火怪物。它那非天然形成的进攻优势组合使其成为一个可怕的怪物，对手几乎不可能摆脱它。类似的，喀迈拉抗原受体经过基因工程的改造，使用非天然的有效攻击性武器来对抗癌症。一旦制备了 CAR-T 细胞并将其回输到患者体内，受体就开始发挥"热追踪导弹"的作用，所以改造后的细胞能够非常有效地发现并杀死癌细胞。每个 CAR-T 细胞可以杀死 1 000 多个癌细胞。

《以毒攻毒》讲述了埃米莉·怀特黑德（Emily Whitehead）的故事，她是第一位接受 CAR-T 细胞治疗的儿科病人，当时只有 7 岁。那是在 2012 年，基辛格接受致命治疗大约 13 年之后。这两名患者之间有一些显著差异：怀特黑德是女性，基辛格是男性；怀特黑德来自田纳西州，基辛格则来自亚利桑那州；怀特黑德已经在接受临终关怀，这将是她与白血病的激烈斗争的最后一搏，而当时基辛格的病情其实已经得到了控制。这两个基因疗法接受者之间还有一个最重要的区别，那就是怀特黑德活了下来。在她接受高度实验性的 CAR-T 细胞治疗的几天后，治疗开始起作用。几周后，她的病情得到了极大缓解，她不再被视为绝症患者。最重要的是，CAR-T 细胞至今仍在怀特黑德体内"值班"，在她的余生里，它们会时刻警惕地提防癌细胞的反攻。"那个孩子活下来了，"朱恩博士激动不已，热泪盈眶地说，"这是一个令人惊叹的事件！"

当然，令人惊叹的不仅仅是怀特黑德。数百人在接受了 CAR-T 细胞治疗后，现在和她一样仍然活着。这是现在最接近"治愈"癌症的方法，在接受此类治疗的患者中，高达 80% 的人活了下来。不过，这只是一个开始。如今，患有怀特黑德那种类型的白血病患者超过 5 万，基因疗法 Yescarta 治疗的非霍奇金淋巴瘤的新发病例则多达数十万。当我们发现更多具体的癌症抗原并开发出针对它们的疗法时，每年总计将有大约 1 700 万新发癌症病例可以使用 CAR-T 细胞疗法进行治疗。我相信，在大多数读者的有生之年，我们很可能会看到癌症被治愈。如果基因工程发挥出了其最具革命性的潜力，即改变我们的基因以使我们活得更久，这将变得更加无可置疑。

打造长寿基因

关于在人类的寿命中由基因决定的部分究竟占多大比例，目前仍然存在一些争论，但是我们对衰老的研究明确表明，基因是影响长寿的重要因素。据坊间观察，长寿是一种可遗传的特征。那么，一定存在某种长寿基因，对吧？现在我们正致力于实现随意插入、删除和修正基因这一目标，难道不能通过发现长寿基因是什么和在哪里，以确保每个人都拥有一组好的长寿基因，从而解决延年益寿的难题吗？

在长寿领域，科学家似乎越来越接近目标。1993 年，杰出的分子生物学家辛西娅·凯尼恩在研究秀丽隐杆线虫时发现，daf-2 基因的突变导致生物体的寿命延长了一倍，当然这需要第二个基因 daf-16 的活性。[8] 如今，凯尼恩已经成为专门研究长寿的 Calico 实验室的负责人。人类也有与之在形式和功能上都非常相似的基因！这些有可能是人类的长寿基因吗？凯尼恩和其他很多人都想知道答案。科学家还研究了长寿生物，如弓头鲸（寿命可达 200 年或更长）和圆蛤（寿命可以超过 500 年），以寻找它们体内可能与人类同源的长寿基因。例如，大象和人类都有一种名为 p53 的基因，它可以有效抑制肿瘤。大象体内的这种基因比人类体内多，这或许可以解释为什么它们几乎从不得癌症。如果我们体内的 p53 基因增多，也许我们能享受同样的好处。裸鼹鼠是一种无毛、露齿、几乎失明的啮齿动物，它虽然是大多数研究人员见过的最没有吸引力的啮齿动物，但却是这类动物中寿命最长的，其寿命约为 30 年，是大多数其他鼠类寿命的 10 ～ 15 倍。裸鼹鼠长寿的秘密在于，其体内的一种叫作透明质酸的物质有着非常高的细胞浓度，而人体内碰巧也有这种物质。如果我们对人体内能够产生透明质酸的基因进行改造，以达到可比拟裸鼹鼠那样的透明质酸细胞浓度，那么我们应该也能获得它们那样的抗癌超能力。[9]

这些潜在的长寿基因在避免由疾病引起的过早死亡方面发挥着一定作用，在没有疾病导致过早死亡的情况下，似乎确实存在与更长的寿命相关的基因。2019 年，罗切斯特大学的一组研究人员研究了 18 种啮齿动物，它们的寿命通常为 3 ~ 32 年。他们发现，相比常见的老鼠等寿命较短的啮齿动物物种，海狸和裸鼹鼠等寿命较长的物种体内负责 DNA 修复的 SIRT6 基因活性更强。在其他研究中，那些被赋予了更多 SIRT6 基因的小鼠比同窝小鼠的寿命更长。正如我们将看到的，这进一步印证了大卫·辛克莱关于如何修复"DVD 上的划痕"的提议。[10]

有关健康和寿命的基因并不仅限于 daf 和 SIRT。为了了解更多信息，我约见了以色列遗传学家尼尔·巴尔齐莱（Nir Barzilai）。他是我的好朋友，也是长寿研究领域的领军人物之一，著有精彩的《慢一点老去》（Age Later）一书。巴尔齐莱处于糖尿病药物二甲双胍研究的最前沿，我们将在第 9 章探讨这方面的内容。他还是纽约市阿尔伯特·爱因斯坦医学院长寿基因项目的负责人。该项目研究了 500 多位年龄在 95 ~ 112 岁的老人，以及他们的约 700 名子女，以找出可以改善健康和延长寿命的长寿基因。

"长寿究竟在多大程度上是遗传的？"我问巴尔齐莱。

"很多人认为，长寿是 20% 靠遗传，80% 靠环境。"他告诉我，"对长寿研究的对象来说，这个比例是反过来的。与非百岁老人后代中的同龄人相比，百岁老人的后代罹患高血压、中风和心血管疾病的比例分别低 30%、65% 和 35%。"

长寿基因项目还揭示了一些基因变异，这些变异似乎可以保护我们免受许多与年龄有关的问题的困扰，包括心血管疾病、阿尔茨海默病、2 型糖尿病和癌症。例如，CETP 基因可能与"良好的"高密度脂蛋白胆固醇的产生相关，这或许并不令人惊讶，因为它在百岁老人体内存在的比例奇高，并且与他们较低的心脏病、中风和阿尔茨海默病发病率相关。[11]

其他的研究揭示了更多的"长寿基因"。ABO 基因有助于确定你的血型，它也可能是一种长寿基因。斯图尔特·金（Stuart Kim）是斯坦福大学发育生物学名誉教授，他研究了 800 位 100 岁以上的老人和 5 400 位 90 岁以上的老人的病历，然后对 1 000 多位百岁老人进行了分析。金博士的研究显示，O 型血的老人患心血管疾病的概率较低。[12] 在类似的研究中，多达 70% 的百岁老人是 O 型血。[13]

全世界正在进行的这类基因研究项目有十几个或更多，总共研究了近 2.5 万名百岁老人，希望揭开长寿基因的秘密。在长寿基因被发现之前，那些希望长寿的人最好听从一条古老的建议，即明智地选择你的父母。

基因工程的未来

基因工程的历史并不长。基因编辑、基因疗法和 CAR-T 细胞疗法的完全可用，长寿基因的完美植入，可能还需要几十年才能成为现实。我相信，当这一领域的研究更加完善时，活到 150 岁或 200 岁将变得像今天接种疫苗一样简单。我相信这一点，不是因为我的主观愿望，也不是出于一厢情愿，认为那些事情有助于实现我的个人使命。我之所以相信它，是因为学术界和行业的力量正以惊人的速度推动基因工程的发展。在 2017 ～ 2020 年，大型制药公司花费了数百亿美元收购基因和细胞治疗公司，并为未来的投资预留了数十亿美元。[14] 中国首个国家基因库于 2016 年正式开放，据称是世界上最大的国家基因库，旨在研究保存在深圳的数亿个基因样本。现在，与 CRISPR-Cas9 相关的专利已有数百项。

美国食品药品监督管理局的立场也是推动基因工程的一个重要因素。该机构已经成为新疗法获得成功的全球黄金标准，不仅因为它是通往世界上最大的健康市场的门户，还因为其令人望而生畏的严格审批标准。自 2018 年其批准用于治疗遗传性视网膜疾病、价格为 85 万美元的基因替代疗法 Luxturna 以来，只有少数基因疗法进入市场，但美国食品药品监督管理局于 2019 年宣布，预计在 2025 年之前，每年会批准 10 ～ 20 种新的基因和细胞疗法。这一雄心勃勃的目标是合理的，在我撰写本书时，美国有 320 项基因治疗临床试验正在进行，另有 600 项即将启动的试验正在招募参与者。[15] 随着时间的推移，越来越多的努力和大量的试验将产生更多高质量的、价格越来越低的治疗方法。

对于即将到来的基因工程热潮，有一个因素比科学发现、风险投资和法律法规产生的影响更大，那就是经济状况。迄今为止，基因治疗药物的生产一直受到开发成本的限制，单位产品成本从数十万美元到数百万美元不等。随着技术的进步和科学家专业知识的积累，基因工程的成本将下降好几个数量级，就像基因组测序一样。人工智能已经被用于改善基因治疗递送载体[16]，并预测（且因此避免）基因编辑的潜在脱靶效应。[17] 未来，相比在一个人的一生中持续提供治疗，通过基因工程一次性治愈遗传性疾病将更为便宜。因此，随着解决方案的开发，市场力量将推动基因工程朝着快速应用的方向发展。

基因工程革命的另一个重要发展方向是多重基因编辑，即同时改变多个基因的能力。"这将改变游戏规则。"遗传学家丘奇告诉我，"借助多次编辑的能力（如 CAR-T 细胞疗法所做的那样），你能够生成具有多种遗传和表观遗传变化的细胞或生物体，当你一次对一个、两个或三个基因进行编辑时，你可以获得现在不敢想象的效果。"换句话说，到目前为止，基因编辑所能做的只是冰山一角，其真正的潜力远超我们的想象。

最终，基因工程的重点将从罕见的"孤儿病"（如重症联合免疫缺陷和亨特氏综合征）转向影响数亿人的常见疾病。例如，麦迪逊医药公司的一种名为 Inclisiran 的新基因疗法于 2020 年年底获得批准，它通过抑制因过度表达导致高胆固醇的基因，成功使低密度脂蛋白（"坏胆固醇"）平均降低了56%，这能改善全球约 39% 胆固醇水平升高的成年人（包括我和我母亲）的健康。这种疗法相对便宜，每年只需要注射两次，而不是像目前的治疗方法所需的他汀类药物那样，每天都要服用一定的剂量。服用他汀类药物就像不断擦拭地板以应对漏水的水龙头，虽然可以让地板保持干燥，但要一直擦下去。有了像 Inclisiran 这样的基因静默药物，你就能彻底关上水龙头，从而一劳永逸。

早期的基因疗法蕴含着无限可能，它们犹如几滴水，慢慢汇成涓涓细流，并在未来几十年里发展成平稳流动的大河。基因疗法曾一度被认为是遥不可及的，现在已经成为有限的现实，未来它定会不断加速发展并持续改善。

打开基因工程的潘多拉魔盒

在年龄革命的近景中，基因工程技术很可能使对人类基因的简单修补成为现实。不过，这也带来了一些复杂的问题：我们是否应该对基因进行编辑？我们应该允许对动物进行基因改造吗？我们应该允许创造出全新的生物体吗？人类基因组编辑的底线是什么？是否可以对有缺陷的胚胎进行基因组测序以消除遗传性疾病？是否可以通过编辑基因让所有人都能抵抗传染性和威胁生命的疾病？那么，关节炎、带状疱疹和年龄相关性视力丧失等较轻的疾病又如何呢？避免失明和确保视力正常之间的界限在哪里？避免早期认知衰退和将智商提高到天才水平之间的界限又在哪里？一旦我们知道了该按哪些基因按钮，为什么不点击"音乐熟练度基因""商业敏锐度基因"或"运动能力基因"？2100 年奥运会的赛场上是否会挤满了基因设计而成的运动员，为基因设计而成的亿万富翁们表演呢？

当我们研究并进行基因修补的时候，可能会产生什么未知的后果呢？如果我们让未来的奥运会金牌得主能够在 3 分钟内跑完 1.6 千米，或者让我们的孩子长得高大、漂亮、聪明，最终他们会不会受到"诅咒"，在 35 岁时心脏就停止了跳动，或者永远不会再有自己的孩子？一旦所有婴儿的基因组像计算机代码一样被测序、分析和编辑，这些信息会像科幻片《千钧一发》所讲的那样伴随他们一生吗？

此外，谁将拥有这些数据？他们将如何使用这些数据？外国政府能掌握我们国家的基因组并开发专门针对我们的武器吗？遗传不平等怎么办？我们如何确保这种能力不会从根本上加剧贫富差距，抑或是在基因增强者与普通人之间引发一场反乌托邦的阶级战争？

围绕长寿的生物、伦理、经济和政治问题并不局限于基因工程，我们将在第 11 章继续讨论这些问题。在这些问题中，用遗传学"扮演上帝"是最难以应对的那一个。我不知道这些潘多拉魔盒式问题的答案，杜德娜、沙尔庞捷、巴尔齐莱或丘奇也不知道。在基因工程的新世界里，没有人知道答案，尽管他们每个人都是真正的天才。这些问题极其复杂，需要多年的探究、辩论，以及不断犯错、纠错才能完全解决。

我所知道的是，对德席尔瓦来说，有这项技术比没有要好，对怀特黑德、阿尔瓦及其他成千上万被基因工程拯救的人来说也是如此。全世界有 4 亿人患有罕见的疾病，每年仅心血管疾病和癌症就导致 2 500 多万人死亡，多达 1/20 的人患有威胁着生命的过敏症。[18] 现在，我们终于可以实实在在地做点什么了。

我们很快就会回到这些具有挑战性的伦理问题上来。尽管基因工程给我们带来了希望和问题，但有一件事情很少有人注意到，即它对日渐衰老的人体的修复能力。人体就像汽车一样，需要持续的监测和维护才能在几十年内保持功能正常。你必须让汽车轮胎转动起来并定期更换机油。无论你的汽车保养得多好，每隔一段时间，发动机指示灯肯定会亮起来，提醒你更换损坏的零件。在下一章中，我们将介绍哪些人体器官会随着人们年龄的增长而发生故障，以及在年龄革命的近景中出现的一些解决方案，这些解决方案或许可以让你轻松地更换自己身体的部件，就像现在为自己的汽车更换零件一样。

第 **8** 章

2.0 版身体升级

为受损、衰老的身体再生乃至创造新的身体提供可能

The Science and Technology of Growing Young

当旧的器官磨损严重，身体会长出新的器官以取代它们，从而延长人类的寿命，这有什么不好呢？

——加来道雄
未来学家

在某种程度上，人类已经成为一种假肢神。当装上所有的辅助器官时，他真的很了不起。但这些器官并没有长在他身上，有时会给他带来很多麻烦。

——西格蒙德·弗洛伊德
精神病学家、心理学家

如果我有一颗心该多好！

——铁皮人，《绿野仙踪》

　　2019 年，戴夫·阿斯普雷来到美国犹他州帕克城的 Docere 医疗中心。住院期间，阿斯普雷服用了镇静剂，哈里·阿德尔森（Harry Adelson）将一根长针先后插入他两侧骨盆骨的后侧，以抽取半升骨髓，随后去除了他腹部的脂肪。在完成骨髓抽取和脂肪去除后，阿德尔森将在此过程中收集的原始干细胞注射回阿斯普雷的多个部位，包括脚踝、膝盖、髋部、30 多块椎骨、颈部、肘部和手腕等。接着，他的干细胞被注射到他的脊髓鞘和大脑的脑脊液中。利用剩下的干细胞，阿斯普雷接受了面部和毛发注射，最后他忍受了所谓的"P-shot"（干细胞被注入他的阴茎）。

　　你可能会想，这太可怕了。这个可怜的人得了什么可怕的病？

　　阿斯普雷什么病也没得。相较于同龄人，他的身体很健康。他是一位作家，也是防弹咖啡公司的创始人，被称为"生物黑客之父"。一直以来，阿斯普雷总把自己当作实验对象，接受最新、最奇怪的健康和长寿治疗。他相信，干细胞疗法这个特殊的过程可以强化他的关节，预防关节炎，让他保持健康，提高他的运动能力，延长他的寿命。我上次作为客人在他位于贝弗利山的高科技实验室里参与他的播客时，他声称他将继续"一年做两次这种手术，直至活到至少 180 岁"。[1]

阿斯普雷并不孤单。尽管大多数干细胞疗法都具有明显的实验性质，但越来越多的名人、职业运动员和政界人士接受了它，包括查理·辛（Charlie Sheen）、梅尔·吉布森（Mel Gibson）、金·卡戴珊（Kim Kardashian）、佩顿·曼宁（Peyton Manning）、拉法·纳达尔（Rafael Nadal）、已故的科比·布莱恩特（Kobe Bryant）和得克萨斯州前州长里克·佩里（Rick Perry）。这种疗法被认为能够保护、恢复和再生人体内许多不同类型的体液、组织和器官。干细胞疗法虽然仍有争议，但正逐渐获得科学界的支持。

干细胞疗法只是再生医学领域内众多疗法中的一类。它的概念其实很简单，人的身体就像汽车一样，会随着时间的推移而受损。即使长寿科学能帮助你多活 10 年、20 年或 50 年，你的关键组织和器官仍会在漫长的生命旅程中受到损伤。尽管现代医学做出了种种努力并取得了很大进步，但热力学定律很难被打破。最终，所有事物都会从熵值较小的状态变为熵值较大的状态。我们的身体也不例外，它们一定会受损。因此，再生医学领域的科学家所追求的不是防止身体组织和器官的自然损伤，而是尽可能地恢复、增强和替换它们。

在不久的将来，再生医学将具有补充或替换人体内任何衰退或受损的组织的潜力。实验室里可以长出你的替代手指、脚趾、肾脏、肝脏、牙齿和心脏。随着时间的推移，你甚至能够恢复神经系统的活力，修复受损的神经，并长出新的大脑神经元和突触。有机体会受损，机器人则不会。当你衰老时，先进的机械假肢和人体器官的机器人增强模式将帮助你恢复视觉、听觉和运动能力。这些再生疗法将结合在一起，以各种方式创造出一种 2.0 版的人体，它将由原有的、翻新的和更换后的零件组成。

最终，你也许可以像保养汽车一样保养自己的身体。怎样才能做到这一点呢？让我们详细地探讨以下四种方法：干细胞疗法、器官再生、人体增强和"年轻血液"疗法。

干细胞疗法，回到未来

干细胞是"万能细胞"，当我们在子宫中生长时，所有的细胞、组织和器官最初都是从干细胞中产生的。每个干细胞都有可能复制成为新的干细胞或分化成身体中几乎任何类型的细胞，包括皮肤细胞、脑细胞、骨细胞和肌肉细胞。你体内的脂肪、骨髓、血液、肌肉甚至牙齿中，都有数量众多的细胞。干细胞不仅仅用于在子宫中创造"你"，还将在你的一生中作为身体所需建筑材料的应急储备。每当你的身体遭受损伤时，干细胞会立即行动，释放出有助于控制炎症的蛋白质，诱导白细胞的生成以抵抗感染和入侵者，并分化成修复和再生受损组织所需的细胞。

然而，干细胞再强大也不是不可战胜的。随着年龄的增长，你体内的干细胞会失去作用或死亡。久而久之，它们就无法修复损伤或生成维持健康所需的新细胞。这会导致一种衰老的双重打击，即随着你老去，不仅你的身体承受着越来越多的伤害，你修复和再生细胞的能力也在下降。你的关节开始颤抖，你的肠胃变得脆弱，你的肝细胞效率低下，你的肌肉和韧带需要很长时间才能从损伤中恢复。随着年龄的增长，你的免疫系统受到的打击最为严重，其功能会显著减弱。

干细胞疗法的概念就此诞生。这种疗法的支持者认为，将功能性干细胞注射到身体最需要它们的部位，可以让上述所有衰退的组织和器官极大地恢复活力。一些科学家甚至认为该疗法可以治疗许多疾病，如 1 型和 2 型糖尿病、心脏病、中风、阿尔茨海默病、帕金森病、克罗恩病、渐冻症、孤独症、多发性硬化症、脑瘫、呼吸道疾病、自身免疫性疾病、关节炎、白血病、镰状细胞性贫血，以及脊椎、皮肤、骨骼和眼睛的损伤。

目前，利用干细胞进行研究和治疗仍是有争议且尚未成熟的事情。以前，只有胚胎干细胞（提取自胚胎的干细胞）被用于研究和治疗。许多读者应该还记得大约 10 年前那场激烈辩论，是关于从为体外受精准备的未使用胚胎中获取胚胎干细胞的伦理问题。这一困境使干细胞疗法的研究停滞了数年。后来，当山中伸弥研究如何重新编辑细胞，以使其回到原始的多能性状态时，消除了对胚胎干细胞的需求，由此干细胞研究成为人们关注的焦点。如今，科学家相信，即使是从阿斯普雷的脂肪和骨髓中提取的成体干细胞，也可以经引导形成其他类型的成体细胞。因此，它们可以用于多种再生治疗。

在山中伸弥的研究之后，人们对干细胞疗法的潜力产生了极大兴趣。2019 年，拜耳斥资 6 亿美元收购了 BlueRock Therapeutics，[2] 该公司正在研究如何利用基因工程和多能干细胞来治疗神经系统疾病、心脏病和免疫疾病。医学研究的领军者正在研究利用干细胞在创伤性损伤患者体内再生脊髓，以及在膝关节骨关节炎患者体内再生软骨，妙佑医疗国际和斯坦福医学中心是其中的典型代表。目前仅在美国就有数千项使用干细胞的临床试验正在进行。[3] 在本书撰写的过程中，在创业投资网站 Crunchbase 上搜索"干细胞"和"干细胞疗法"这两个关键词，可以得到 400 多家从事这方面研究的公司的列表。

虽然进展缓慢，但干细胞研究毫无疑问已经取得了一些成果。以加利福尼亚州的中年男子克里斯·巴尔（Chris Barr）为例。2017 年，他在一次冲浪事故中颈部 7 处骨折，从颈部以下瘫痪，几乎没有机会再次行走。是的，他将终身瘫痪。当他的妻子黛比赶到医院时，俯卧在病床上、身上插着很多管子的巴尔向她表达了自己的愿望："拔掉这些管子。"

黛比设法说服了巴尔，让他不要放弃，并开始尝试物理治疗。经过 6个月的努力后，他取得的非常有限的进展陷入了停滞。当巴尔再次准备放弃时，他接到了妙佑医疗国际的神经外科医生穆罕默德·拜登（Mohamad Bydon）的电话。拜登正在负责一项针对 10 名四肢瘫痪患者的 Ⅰ 期临床研究，以观察干细胞是否可以用于再生严重受损的脊髓。悲惨事故发生后不到一年，巴尔就受邀成为这项研究的"1 号病人"。

"我已经没有什么可失去的了。"2019 年，巴尔在美国广播公司新闻频道报道关于他经历的时说，"我的意思是，这正是我坚持下来的原因。"

医生将巴尔腹部脂肪中的干细胞注射到他的腰椎后，他的病情在 2 周内迅速好转。不久，他就可以坐起来，然后能站起来，接着就能重新走路了。这简直是奇迹。[4]

"我经常告诉别人，"巴尔眉开眼笑地说，"干细胞疗法给我带来了希望。"[5]

帮助像巴尔这样患者的干细胞治疗只是故事的一个方面。另一方面，干细胞诊所的兴起有望治疗几乎所有疾病，从皮肤疤痕、脱发、多发性硬化症、阿尔茨海默病到类风湿性关节炎。在我撰写本书时，美国已经有不少于1 000 家这样的诊所，而 2016 年只有 351 家。这些诊所自称能解决与年龄相关的典型问题，如黄斑变性、关节炎、认知能力下降、活力下降、心脏病、皮肤松弛，甚至包括勃起功能障碍。这一领域获得了极大的关注，食品杂货连锁超市 Hy-Vee 等美国公司甚至要求员工接受干细胞治疗的资格审查，以便在必要的时候用干细胞疗法替代膝关节置换术。[6] 他们为什么要这样做？原因很简单，干细胞治疗费用与膝关节置换手术费用相比要低廉得多。

需要澄清一下，我并不是建议你为了长寿或治愈可能困扰你的疾病而接受干细胞治疗。如你所想，我收到了很多接受各种干细胞治疗的邀请，但我并没有接受过干细胞治疗，而且我近期也不打算这么做。当我撰写本书时，不到 10 家干细胞治疗供应商获得了美国食品药品监督管理局的批准，这些供应商仅被授权对特定疾病进行非常有限的治疗。[7] 我在前文提到的 1 000 多家诊所中，有一些一直处于法律的灰色地带，既没有得到美国食品药品监督管理局的批准，目前也不可能关闭，它们在"酌情执行期"内开展业务，在你阅读本书时，这种情况很可能已经结束。与此同时，美国食品药品监督管理局一直在追查这些疯狂的活体实验中最恶劣的违规者。很多诊所希望利用公众对干细胞再生的热情进行推销，有报道称，数十例干细胞治疗出现了严重错误，导致感染、肿瘤、失明甚至死亡。即使在那些没有事故发生的情况下，治疗结果往往也不理想。干细胞很脆弱，许多干细胞在注射过程中就已经死去，还有一些被困在肺部，最终被摧毁。那些顺利到达了目的地的干细胞有时并不会移植到它们的目标上，少数能做到这一点的往往坚持不了多长时间。[8]

当干细胞疗法成熟时，它将成为一项革命性的技术。医学博士特里·格罗斯曼是再生医学专家，著有多部关于衰老的书籍，包括《超越》（*Transcend*），他还经营着美国为数不多的获得授权的干细胞治疗中心之一。"干细胞疗法目前仍处于临床试验阶段，但未来会有许多成熟的干细胞疗法，主要用于心脏病发作后心肌改善，并治疗脊髓损伤、年龄相关性黄斑变性、糖尿病，以及帕金森病和阿尔茨海默病等严重的神经系统疾病。我认为这些疗法将在未来 5 年或 10 年内走向成熟。"[9]

我相信，收集和保存年轻时的干细胞以备日后使用，将很快成为标准的做法。有远见的父母和年轻人现在就可以行动了。只需在孩子出生时花费 2 000 美元，再加上每年 200 美元左右的保管费，父母就可以保存孩子的脐带血，以备将来使用。我参观了美国最大的血液生物库，你可以将自己的血液、骨髓和脂肪储存在那里，这样你就可以在以后的生活中根据需要使用自己（相对年轻时）的成体干细胞。

当然，干细胞疗法并不是唯一一种可供选择的人体 2.0 版的解决方案。

尽管干细胞疗法有可能使重要的器官恢复到最佳状态，但有时这还不够。有时候，你需要一个全新的器官。

解决器官再生问题

在美国，每 9 分钟就有一名新的患者出现在器官移植的等待名单上。在这份名单中，近 84% 的人急需肾脏，12% 的人需要肝脏，其他人则希望得到心脏、肺或胰腺。他们加在一起共有 11.3 万人，仅仅是全球器官移植等待者的一小部分，而后者的总人数可能是这个数字的 20 倍。[10] 虽然人与人之间的器官移植在 20 世纪取得了巨大进展，但实践中仍然存在诸多问题，首要问题是可获得性，用于移植的器官必须完好无损、没有疾病，并且足够年轻。虽然这个问题很重要，但首先必须有捐赠者。在美国，大约 58% 的符合条件的人已经签署了器官捐赠协议，这一比例可能高于大多数国家。尽管全世界有多达 200 万人需要器官移植，但每年只有大约 14 万人能够进行器官移植。[11]

另一个问题是相容性，若想移植成功，血型、组织类型和其他匹配因素必须相容。如果不相容，该器官会被人体视为外来侵入者而遭到排斥。不幸的是，10% ～ 50% 的移植器官会出现排斥反应。移植成功后，器官接受者通常必须一直服用免疫抑制剂，并且随时有可能出现副作用，甚至被感染。

最后是物流问题。潜在的器官接受者不仅必须在相关登记处登记，等待找到合适的捐赠者，还必须足够幸运，所需的器官能够及时回收、保存和运送，以保持其有效性。器官运输时必须冷冻，就像运送生鱼一样，这会破坏其中的组织并增加并发症的风险。如果没有充氧血液的持续循环，器官的保质期非常短——肾脏约 30 小时，胰腺和肝脏约 12 小时，心脏和肺仅 6 小时。[12] 这就像在刀刃上跳舞，需要周密安排、物流畅通才能成功。

现在，一些公司正在努力提高常规器官移植的安全性。例如，马萨诸塞州安多弗的 Transmedics 公司研发了一种特殊的运输车，这种运输车模拟人体内的环境，持续将温暖的含氧血液注入器官。在运输过程中，运送车辆会监测捐赠器官，以便根据需要调整氧气和营养水平。最终，器官接受者得到的是会跳动的心脏、能呼吸的肺或可以产生胆汁的肝脏，而不是功能可疑的半冷冻器官。

我们也可以通过器官冷冻银行来解决捐赠器官的保存问题。低温冷冻的概念并不新鲜，有些人甚至将自己的整个身体冷冻起来，以期在未来借助先进的科学技术复活，波士顿红袜队已故的伟大击球手泰德·威廉斯（Ted Williams）就是其中之一，不过威廉斯的头部是单独冷冻的。在不久的将来，器官冷冻银行与成功冷冻卵子和精子的程序会有更多共同之处，而不是遥不可及的梦想。加利福尼亚州的初创公司 X-Therma 和 Arigos Biomedical 正在寻找使用纳米材料冷冻器官的方法，这种方法带来的损伤比传统的冷冻方法要小。自 2004 年以来，美国国防部一直在实施冷冻银行计划。

如果我们不用依赖如此具有挑战性的器官移植过程，而是通过微创手术让病变或衰老的器官在我们体内再生，那岂不更好？事实上，我们已经可以在一定程度上再生器官，而且无须前沿科技的干预。皮肤是人体最大的器官，每当你遭受割伤、刮伤或轻微烧伤时，通常它都会自我修复和再生。你可能会失去多达 60% 的肝脏，而它会在短短 30 天内自行再生。在年龄革命的近景中，你不仅能够在实验室和自己的身体里生成一个全新的器官，还可以借助动物替代品或 3D 生物打印机来做到这一点。这些器官有可能是由你自己的细胞构成的，所以它们永远不会被你的身体排斥。你再也不必忐忑不安地等待器官移植。你可以轻松订购一个新的肾脏、肺或胰腺，就像你现在为汽车订购新轮胎或更换散热器一样容易。你还可以抽出时间去医院安装新的器官。

不相信我所说的？看看这个领域已经发生了什么吧。作为英国马林克罗制药公司的子公司、生物技术公司 Stratatech 于 2019 年成功完成了 Stratagraft

的Ⅲ期临床试验，这是一种完全由人体真皮和表皮细胞制成的"人造皮肤"。Stratagraft 的功能与原始皮肤完全相同，是专为烧伤患者开发的，这些患者的伤势过于严重，无法进行传统的皮肤移植。这种皮肤首先在实验室中生长，然后移植到接受者的身体上，因此无须从接受者身上的其他部位获取其原始皮肤。这项创新已经取得了 83% 的成功率，略低于传统皮肤移植 86% 的成功率。[13] 这只是正在进行的组织再生实验的一个例子，其他还包括用于膝关节置换的软骨和用于乳房重建的脂肪组织。

我们再来看看沙米卡·伯雷奇（Shamika Burrage）。这位陆军二等兵在一场车祸中失去了一只耳朵，外科医生用从她的肋骨上取出的软骨雕刻了一只新的耳朵。这只新耳朵在连接到她的头部之前必须保持活力，所以它需要血管。为此，医生将这只耳朵移植到伯雷奇的前臂上进行培育。当培育完成，医生只需取下这只耳朵，并将其固定在正确的位置。如果你觉得这听起来有点怪异，我推荐你去看看英国机械师马尔科姆·麦克唐纳（Malcolm Macdonald）的故事，在我撰写本书之前的 4 年里，他一直在自己的手臂上"种植"替代阴茎。[14]

宾夕法尼亚州的初创公司 LyGenesis 得到了 Juvenescence 和长寿愿景基金的支持，该公司旨在帮助患者在体内培育新的器官。以肝脏为例，LyGenesis 以患者自身的肠系膜淋巴结（连接肠道和腹壁的组织中的免疫系统腺体）为生物反应器，将肝细胞培育成多个迷你肝脏。这些培育出来的肝脏是异位的，也就是说不在正常位置。对肝病晚期患者来说，唯一的选择是移植，新肝脏可以承担高达 75% 的标准肝脏的必要功能。在我撰写本书时，杰出的生命科学专家、企业家迈克尔·赫福德（Michael Hufford）领导的 LyGenesis 正在进行进一步的临床试验。

另一种解决器官问题的方法是异种移植，也就是将动物器官移植到人体内。这种想法已经存在了很长一段时间，但由于可能存在免疫方面的问题，20 年前就基本上被否决了。如今，随着新方法的出现，异种移植正在卷土重来。马萨诸塞州坎布里奇市的 eGenesis 公司是这项研究的领军者。异种移植这一概念源自哈佛大学遗传学家乔治·丘奇。利用基因工程，eGenesis 正致力于开发没有疾病与免疫系统排斥特征的猪肾脏、心脏、肺和肝脏，从而让人类受体无须终身服用免疫抑制剂。为什么是猪？它们的器官大小与人类的非常接近。

联合治疗公司（United Therapeutics）的子公司 Lung Biotechnology 是另一家致力于由猪到人异种移植的公司，总部位于马里兰州银泉市。该公司首先对猪肺进行处理，使其更适合移植到人体内，然后将其剥除到只剩下胶原蛋白支架，最后在实验室中用人体细胞重新填充肺组织。这个实验室占地约800 亩，建筑面积约 2.5 万平方米，该公司计划在未来几十年内饲养足够多的转基因猪，以满足美国大部分肺移植的需求。[15]

"我们需要同时开发所有这些方法，"联合治疗公司的创始人兼首席执行官玛蒂娜·罗斯布拉特在电话中告诉我，"对某种特定器官或疾病有效的方法也许对另一种器官或疾病完全无效，最重要的是寻求多种选择。"[16]我在洛杉矶峰会上遇到过罗斯布拉特，该峰会可能汇聚了世界上最了不起的人和最令人称奇的想法。如果你有时间，可以深入了解罗斯布拉特迷人的人生故事。她是我们这个时代的巨人。

最后，年龄革命近景中的另一种器官再生方法是 3D 生物打印。3D 生物打印的工作原理与你所熟悉的工业和消费类 3D 打印一样。不过，它通常不使用塑料树脂，而是使用"生物墨水"——蛋白质和多能干细胞分化成器官或组织所需细胞的特化活性混合物。组织细胞通常直接被打印在类似目标器官形状的胶原蛋白支架上。如果这听起来极具未来感，那是因为它确实如此。目前，3D 生物打印仅用于生产软骨、骨骼和皮肤等组织，以便进行实验室研究和化妆品测试。它正一步一步朝着更复杂的结构稳步前进。

自 2017 年以来，纽卡斯尔大学的工程师利用干细胞、胶原蛋白和一种叫作褐藻酸盐的凝胶，成功地 3D 生物打印出了一种实用的、符合解剖学的人类角膜。[17] 美国西北大学的一个全女性团队开发出了 3D 生物打印卵巢，它由胶原蛋白水凝胶制成，当研究人员将其植入绝育的小鼠体内后，小鼠成功排卵并产下了健康的幼崽。[18]3D 生物打印血管组织也取得了重大进展，血管组织是输送血液的组织，这是朝着生产功能性器官迈出了重要一步。[19] 世界各地的团队正在研究肾脏、肝脏、胰腺和其他器官的 3D 生物打印。令人振奋的是，特拉维夫大学的研究人员 3D 生物打印了一个完整的心脏，包括血管、2 个心室和 2 个心房。[20] 虽然这个心脏尚不具备实用性，也不是由与真正的人类心脏完全相同的材料制成，但这一努力意义重大，朝着实现生物打印任何你可能需要的替代器官的终极目标迈出了重要一步。

这一领域还有许多问题需要解决。虽然器官再生的构想看起来很大胆、很有未来感，但我认为这是年龄革命中很快就会取得进展的一个领域。10 年内，这一概念更为简单的应用几乎肯定会向公众开放。在那之后的 5 ~ 10 年里，再生可靠的肺、心脏和肾脏所面临的问题将得到解决。最终，升级和更换旧的或损坏的人体器官，将会像如今的试管授精一样常见。然而，即使到那时，一些与年龄有关的机能问题仍然存在。幸好，2.0 版人体还拥有另一项优势——人体增强。

人体增强，价值 600 万美元的你

早在仿生学的概念在电视上普及之前，人体增强的构想就已经出现了。古埃及有模制木头和皮革脚趾，古托斯卡纳有原始的假牙。16 世纪时，搪瓷金义眼在法国投入使用，19 世纪则出现了第一款电动助听器。20 世纪 30 年代，飞行员查尔斯·林德伯格（Charles Lindbergh）发明了一种名为灌注泵的早期心肺机。[21] 20 世纪 70 年代，当美国电视名人、"价值 600 万美元"的史蒂夫·奥

斯汀（Steve Austin）在小屏幕上展示其仿生增强的力量、速度和视力时，现代膝关节置换手术已经在实践中，贾维克人工心脏则在几年后出现。

用机械装置来替换或支撑人体的某个部位并不是什么新鲜事。你可能知道有人做过髋关节置换手术，接受过人工肾透析，甚至戴着假肢。虽然这些成就令人印象深刻，但在年龄革命的近景中，机械增强人体的能力将达到新的高度。未来的人造器官将比你与生俱来的器官更能适应严苛的使用环境，并能持续使用更长时间。2.0 版人体的替换部件不仅更耐用，而且可能具有原生器官所没有的功能。

想象一下，你新的心脏和肺拥有多个传感器，可以向你发送关于你的心血管、呼吸功能、内部温度和血液含量的完整的生物反馈。当你的身体被感染或缺少关键的营养素，甚至当外部污染太严重，你应该戴上口罩时，你都能得到及时的提醒。想象一下，你新的肾脏和肝脏不仅能吸收营养和处理有毒物质，还能追踪你的饮食习惯，并为你提供健康饮食的建议。想象一下，新的你不仅不再遭受视力和听力衰退的痛苦，还能轻松地看清一两百米外的路标，听到隔壁房间的针掉在地上的声音。新的你甚至可以扫描一个挤满了人的房间，运用先进的面部识别技术识别你的朋友。你能想象这对视障者意味着什么吗？他们将能够利用热量和距离传感摄像机、激光雷达、全球定位系统和其他从自动驾驶行业获得灵感的此类技术来导航世界，并且能够通过比我们今天所掌握的更多的途径了解这个世界。

如果你觉得这一切虚幻到不可思议，那让我们来看看现在已经出现了哪些东西吧。加利福尼亚州一家名为 Second Sight 的公司制造了一种仿生眼睛，可以让完全失明的人恢复视力，不过他们看到的世界是黑白的。Second Sight 将一个小型微电极阵列附着在患者的视网膜上，使其与特殊的摄像机眼镜和计算机处理器配合，通过视神经发送电信号，让 80% 接受该增强技术的患者恢复基本视力。[22] 现在，研究人员正在尝试一种更具雄心的解决方案，那就是将这些信号直接发送到大脑的视觉皮层。这正是西班牙的爱德华多·费尔南德斯（Eduardo Fernandez）为伯纳德塔·戈麦斯（Bernardéta Gomez）所做的，后者已经完全失明 16 年。戈麦斯的视神经严重受损，她再也没有机会恢复视力了。费尔南德斯和他的团队将一个小型电极阵列植入她的大脑，电极可以传导电信号，就像 Second Sight 的解决方案一样。有了这种植入体，戈麦斯现在可以识别天花板上的灯、房门、印刷的形状和字母及人的轮廓等。她甚至可以玩一个简单的视频游戏来测试植入体的效果。[23]

我们再来看看恢复听力方面的进步。如果你从未看过某位病患第一次使用现代人工耳蜗的视频，我建议你先放下这本书，去看一看。这些视频非常令人感动。以莎拉·库尔曼（Sarah Churman）为例，她的人工耳蜗植入视频在网络上的播放量高达近 3 200 万次。[24] 29 岁的库尔曼过着很有成就感的生活，她经验丰富，事业成功，婚姻美满，还育有两个孩子。然而，她生来几乎完全失聪，从未听过自己的声音，更不用说她孩子的声音了。后来，库尔曼接受了一项在每只耳朵中植入电子耳蜗装置的手术。该过程包括将电极阵列直接连接到内耳的听神经上，电极能够接收来自外部麦克风的信号，并将其传输到大脑。现代人工耳蜗非常有效，从打开的那一刻起，库尔曼的听力就恢复了。她说，这是"我等待了一辈子的奇迹"。[25]

再了解一下仿生手臂怎么样？约翰斯·霍普金斯大学应用物理实验室正在开发的一种假肢是全长"终止臂"，这种手臂有 26 个关节，其中 17 个关节可以相互独立移动。在美国国防部高级研究计划局的资助下，约翰尼·马西尼（Johnny Matheny）成为这种先进的新型假肢的首批用户之一，他在 2005 年因癌症失去了手臂。新型假肢于 2017 年首次安装，为马西尼提供了与自然手臂非常接近的力量、活动范围和灵活性。他能用它抓东西、拿东西、做饭、开车，甚至弹钢琴。"现在，这不是假肢，这就是我的手臂。"马西尼宣称。[26]

马西尼所使用的这类假肢之所以令人印象深刻，与其说是因为它们能做什么，不如说是因为它们是如何被控制的。佩戴者只需想一下自己希望假肢如何移动，由此产生的神经信号就会完成剩下的工作，并让假肢完成这一动作。[27] 在不久的将来，这些假肢不仅能把肌电信号从大脑单向传输到指尖，还可以捕捉触感、质地、温度、压力、湿度和其他感官的数据，并形成电信号直接传回大脑。[28]

研究人员正在努力开发仿生肾脏。透析机相当于"人造肾脏"，它庞大又笨重，而且需要大量的水来净化患者的血液。现在，世界各地的团队都在为率先推出轻巧的小型设备而暗自较劲。这种设备使用硅膜、过滤溶液，甚至是光来清除血液中的毒素。加州大学旧金山分校和范德堡大学展开合作，致力于开发一种真正的、可植入的、直接与人体动脉相连的人工肾脏。目前，在猪身上进行的早期试验已经获得成功。[29]

最后是心脏。自 20 世纪 40 年代以来，各种形式的人工心脏陆续出现，1982 年贾维克心脏的首次临床应用是人类使用人工心脏的一个里程碑。今天，贾维克心脏的后代产品被称为全人工心脏，由亚利桑那州图森市的 Syncardia 公司制造和销售。虽然人工心脏仅提供给危重患者在等待新捐献心脏的"过渡期"内使用，但事实上，这一等待期可能相当长，在某些情况下可能长达数年，所以人工心脏必须能够支撑很长一段时间。

25 岁的斯坦·拉金（Stan Larkin）就是一个这样的例子。这名年轻人和他的哥哥多米尼克·拉金（Dominique Larkin）患有一种遗传性心脏病，在没有任何预兆的情况下，这种病会让他们面临严重的危险，可能会突发心力衰竭。多米尼克已经做了心脏移植手术，而斯坦仍在等待名单上。"我们想给他做心脏移植，但我们认为时间不够。"斯坦的心脏外科医生、密歇根大学的乔纳森·哈夫特（Jonathan Haft）说，"他的解剖结构很独特，其他技术无法发挥作用。"[30]

哈夫特博士及其团队不想让斯坦冒彻底心力衰竭的风险，于是切除了斯坦的心脏，并在原位安装了 Syncardia 装置，以暂时维持他的生命，直到他等来捐献的心脏。这使得他必须时刻背着一个重达 6 千克的背包。背包中有电池组，可以使空气进入连接着斯坦胸腔的管子，从而使他的人工心脏保持跳动，让他能够活下去。然而，几周变成了几个月，几个月变成了几年。当斯坦终于获得一颗新的人类心脏时，他已经在全人工心脏的帮助下活了555 天。[31] 勇敢的斯坦不仅活了下来，还过着相对正常的生活，甚至能打篮球，这是他最喜欢的运动，当然，是在背着背包、使用人工心脏的情况下。

年轻血液，再生的新旧概念

虽然再生医学方面的一些构想相当"离谱"，但它们还不是最奇怪的。如果你是 HBO 电视连续剧《硅谷》（*Silicon Valley*）的粉丝，你可能还记得2017 年的一集中，亿万富翁加文·贝尔森边做商业演讲，边从一个身强力壮的年轻人身上输血。这是一种有点半开玩笑地看待异时异种共生的做法，而异时异种共生通常被称为"年轻血液"输注。根据这个理论，老年人可以从定期接受健康年轻人的血浆输注中受益，如减少炎症、增加干细胞、减少与阿尔茨海默病相关的淀粉样斑块，以及预防癌症和心脏病。

在过去几年里，这种治疗方法在富有的商人中间非常流行，他们被称为"硅谷吸血鬼"。他们联系上像 Ambrosia 这样的初创公司，以 8 000 美元的价格购买 1 升年轻血液或以 1.2 万美元的优惠价购买 2 升年轻血液。如果你认为异种共生是一个由世界上最优秀、最聪明的技术人员最近提出的新概念，那你就错了。这个概念可以追溯到 19 世纪中期，当时的研究人员在医学实验中将老鼠和其他动物连在一起，以观察异种动物是否可以共享一个血液循环系统。他们发现，输血使得接受者具备了提供者的一些健康特征。在近期的研究中，研究人员将年轻小鼠的血浆输注给老年小鼠，这对老年小鼠大脑突触的形成[32]、预防炎症[33]，以及肌肉[34]、干细胞[35]、其他组织和器官的再生都有着明显乃至戏剧性的影响。就我们对长寿的兴趣而言，最重要的也许是，研究表明，接受年轻小鼠血液输注的老年小鼠比对照组的老年小鼠多活四五个月[36]，以鼠类的寿命来看，这是一段相当长的时间。

那么，异种共生能否使人类恢复健康、逆转衰老并延长寿命呢？Ambrosia 进行的一项研究显示，在接受异种共生治疗的成年人中，癌胚抗原（与新生儿癌症相关的蛋白质，如果其数量足够多的话）减少了 20%，血液胆固醇水平降低了 10%，淀粉样斑块减少了 20%。[37]Ambrosia 首席执行官杰西·卡尔马津（Jesse Karmazin）在接受《新科学家》（New Scientist）采访时说："我不想说'灵丹妙药'这个词，但这里有一些关于年轻人的东西。年轻血液中的任何东西都会引起变化，或许能够逆转衰老过程。"[38]

美国食品药品监督管理局对此持不同意见。2019 年，他们发布了一份关于异种共生疗法危险性的声明，到那年年底，Ambrosia 被迫关闭。该公司的研究因缺乏实验对照组而受到批评，到目前为止，该公司也从未公布过实验结果。虽然年轻血液中的有益蛋白质和激素可能有助于再生、逆转年龄和延长寿命，但这尚未得到证实。目前，Alkahest 和 Elevian 等初创公司正致力于科学地分离年轻血液中似乎有益于长寿的特定物质，以便找到可能带来这些益处的新的程序和输送方法。

一个全新的你

在第 2 章中，我提到了索尔克研究所的胡安·卡洛斯·伊兹皮苏亚·贝尔蒙特，他利用山中因子来逆转小鼠衰老过程的所有生理和认知迹象。大卫·辛克莱、史蒂夫·霍瓦斯和乔治·丘奇等长寿领域的重量级人物进行了多项相关研究，获得了一些非常有趣的结果。例如，在 2019 年的一项针对小鼠的研究中，研究人员使用山中因子对小鼠的视细胞进行重新编程，其视神经损伤、青光眼和视力丧失都得到了改善。[39] 这在某种程度上意义重大，因为青光眼很可能是这种技术应用于人类的首批领域之一。到目前为止，人类细胞的重新编程仍然仅限于皮氏培养皿中。不过，像 Iduna Therapeutics 这样的公司正在努力，在不久的将来会启动人体临床试验，辛克莱、贝尔蒙特、霍瓦斯和曼努埃尔·塞拉诺（Manuel Serrano）正是该公司的成员。

辛克莱曾经设想，在不久的将来，我们将能够选择让自己的身体回到哪一"生理年龄"。例如，在 25 岁时，一个人可能会得到建议，去接受含有长寿基因的基因治疗。在其于 45 岁左右服用一种普通抗生素（这种抗生素会触发先前传递的基因表达）之前，这些长寿基因不会起任何作用。"受损的器官会得到修复，"辛克莱写道，"糖尿病和心脏病可以被逆转，灰白的头发可以重新变黑，甚至皱纹都可以消失。与 F. 司各特·菲茨杰拉德（F. Scott Fitzgerald）笔下的本杰明·巴顿一样，你会感觉自己回到了 35 岁，然后是 30 岁、25 岁。与巴顿不同的是，这种体验只能止于 25 岁。抗生素将停止使用，长寿基因将被关闭，其中的重新编程的因子将变得沉默、不再表达。"[40]

与年龄革命近景中的其他再生疗法一样，在这些延长寿命的工具可供注重健康的普通人使用之前，研究人员还需要在这一领域进行更多的研究和开发。我不建议你立即去进行干细胞注射、年轻血浆输注或用山中因子来重新编程自己的细胞。在这些疗法变得真正有效且可靠之前，我们还有很长的路要走。再生医学正在快速发展，未来几年将出现多次创新浪潮。妙佑医疗国际等领军机构的研究人员已经在小鼠的大脑中看到干细胞再生，以及逆转阿尔茨海默病、帕金森病和其他神经疾病的希望。[41] 再生医学有点像星际旅行，我们掌握了一些成熟的力学理论，应该可以使之成为可能，但我们还不具备实现这一目标的技术能力。

我们已经讨论了能够从根源上识别疾病来源的基因工程，它将赋予人类健康和长寿。我们已经探讨了自助诊断的重要性，它可以在疾病成为问题之前进行预测和预防。我们已经了解了能从根本上提高医疗保健效率的精准医疗。现在我们讨论了人体 2.0 版的再生可能性。这些发展中的科学在医学领域、衰老特征和技术能力之间来回交错，揭示了人类的生理机能的复杂性。

对我们这些不是科学家的人来说，这让我们很沮丧："他们就不能开发一种能够让我长寿的药吗？"

其实，很多人都会问这个问题。碰巧，许多重要的长寿科学家和投资者也在思考同样的问题。现在，他们中的一些人正在寻找改变医疗保健和延长寿命的方法，这些方法可能是年龄革命的近景中最大胆和最雄心勃勃的，也就是所谓的"长寿仙丹"。

第 9 章

长寿药物

因老而亡并不合理，
逆转衰老将注定改变
我们变老的方式

The Science and Technology of Growing Young

药物对不服用它的人无效。

——埃弗里特·库普（Everett Koop）
美国卫生局前局长

我们已经看到，为抗击癌症，学术天才、大型制药公司和生物技术资金是如何持续合作的；面对衰老问题，同样的情况也会发生。

——谢尔盖·扬

NAD+ 是我们所能得到的最接近"不老泉"的物质。

——大卫·辛克莱

自 20 世纪 50 年代以来，很少有人因老而死。我知道你在想什么——这不可能是真的，但事实确实如此。请注意，这一突然的变化并不是医学上的重大进步带来的，而是源于美国国家卫生统计中心官员的轻轻一笔。自 1900年以来，美国国家卫生统计中心一直管理着美国的死亡记录。该机构每 10年召开一次会议，修订官方列出的死因清单。通过这种方式，艾滋病在 20世纪 80 年代被列为死亡原因，阿尔茨海默病则在 90 年代被列入该清单。

1951 年，美国国家卫生统计中心做出了一项决定，这一决定至今仍是用药物治疗衰老的一个障碍。他们认为，在追踪官方死因时，最有用的统计数据是"引发一系列直接导致死亡的病态事件的疾病或伤害，或导致致命伤害的事故或暴力的情况"。[1] 换句话说，死亡原因必须是一种特定的疾病或伤害，"年老"被排除在外。世界卫生组织一定觉得这是一个好主意，因为不久之后也采用了同样的统计方法。

这种表述方式的问题在于它具有极强的排他性。它假设所述疾病或伤害是唯一的死亡原因。其实，大多数人的衰老和死亡是由一系列相互关联的生理状况引起的，这些生理状况只有一个共同点：年龄。事实上，年龄本身是一个人面临的最大的死亡风险因素。很少有 15 ～ 20 岁的人死于中风、阿尔茨海默病、糖尿病，甚至癌症（白血病除外）。30 岁以后，你在任何一年中死亡的概率都呈指数级增长。[2] 那些被称为"致命杀手"的疾病发病年龄的中位数均大于 65 岁。尽管如此，肩负着确定死因这一重大责任的医生不会把年龄作为一个选项。没有患者会被诊断为患有"衰老"这种疾病。几乎没有一家制药公司开发治疗衰老的药物。如果你不相信我，你今天就可以去沃尔格林药店或 CVS 连锁药店尝试购买延缓衰老的药物，店员充其量会把你带到保健品或美容用品的货架边。更有可能的是，他们只会像看疯子一样看着你。

想听点好消息吗？

情况已经开始改变了。治疗衰老的药物并不像你想象的那么遥不可及。这一领域的发展正变得非常有趣。长寿科学家正致力于研发药物、补充剂和其他形式的"长寿仙丹"，它们有望直接影响衰老的某些特征。他们的研究成果将从根本上改变我们对衰老的看法和治疗衰老的方式。在此过程中，药物开发、开药和药物管理的整个模式可能会被颠覆。

将药物送入人体内的新方法给人们带来了希望，药物溶液实际上可能是最接近延缓衰老的灵丹妙药，而人工智能正在迅速缩短药物的开发周期。在将衰老重新确立为正式死因方面，我们也取得了进展。为什么这很重要？一旦衰老再次被确立为死亡原因，制药公司可能会集中全力解决衰老问题，就像他们团结起来对抗新型冠状病毒一样。寻找长寿药物将把人们的注意力从近两个世纪以来定义了医疗保健的、专门且狭义的方法转移到更全面的方法上，后者更倾向于在高度个性化的基础上解决根本问题。我们今天所知的药物的定义也即将改变。让我们从这里开始吧。

解决吃药的问题

美国卫生局前局长埃弗里特·库普有句名言:"药物对不服用它的人无效。"患者不服用处方药的原因有很多:他们变懒了;他们忘记了;他们把药瓶放错了地方;他们不喜欢药物的副作用;他们感觉好多了,觉得不再需要吃药了;他们很忙,没空去拿药;他们买不起药。没有人喜欢吃药(至少不是这种药)。因此,20%~30%的药物处方从来没有被使用过。在那些被患者服用的药物中,多达50%没有按处方的要求服用。在美国,大约10%的住院治疗归因于患者没有服药,他们中每年有12.5万人死亡。处方药的这些隐患每年使美国医疗保健系统损失1 000亿~2 890亿美元。[3]

有些服药的人会出现不良反应。例如,糖尿病患者可能搞错了胰岛素的注射剂量,或者在错误的时间注射了正确剂量的胰岛素。他们可能吃得太多,喝了太多酒或做了太多运动。胰岛素笔和胰岛素泵可能会出现故障或使用不当。这些失误都有可能导致胰岛素休克、糖尿病昏迷或更糟的情况。在美国,每年大约有10万名患有并发症的糖尿病人到急诊室就诊。[4]

我们现在吃药的方式是有问题的。药片和针剂依赖于人体生理与行为的一致性。这并不太现实。药片不仅会损害你的胃黏膜,通常还不能有效地将药物送到需要的地方,而且它们的保质期往往很短。每年约有1.13亿千克过期、过剩或不需要的处方药被冲进卫生间的下水道。[5]药物的花费和浪费都太多了,人们经常开玩笑说:"美国人的尿液是世界上最贵的。"

如果吃药变得更容易呢?如果有一种药丸可以留在你体内,在几周、几个月,甚至几年里慢慢释放出它的内含物,这样你就不需要每天服用它了,那会怎么样?长寿愿景基金投资的公司 Sigilon Therapeutics 正致力于这方面的研究，其目标是治疗遗传性疾病。该公司的技术是基于麻省理工学院罗伯特·兰格和丹尼尔·安德森（Daniel Anderson）的实验室所取得的突破性研究。兰格经常被称为"医学界的爱迪生"，他拥有 1 000 多项专利，管理着麻省理工学院的一个实验室，该实验室已经孵化了 40 家公司，并保持着最多学术引用的纪录。他还是莫德纳公司的联合创始人，这家顶尖制药公司开发了首批新型冠状病毒疫苗中的一种。

在 Sigilon Therapeutics 的解决方案中，经过特殊处理的细胞被设计用来生产人体所需的蛋白质和酶，由于自身基因缺陷，人体无法自行制造这两种物质。这些细胞被包裹在微小的、有涂层的球形药丸中，从而免受宿主免疫系统的伤害，同时允许氧气和营养物质进入，并允许用于治疗的蛋白质从中流出。这种药丸无须每日服用，而是一次性注射到患者体内，它们会持续不断地以正确的剂量自动实施患者所需的治疗。蛋白质不会过期，患者不需要记住每日服用几颗药，而且这种药物溶液的成本比传统药物的成本低得多。Sigilon Therapeutics 的药丸最终可能成为人体内活的生物工厂，生产蛋白质、激素和抗体，未来还有可能根据身体需要生产其他治疗性物质。另一种解决方案是由哈佛医学院教授乔瓦尼·特拉弗索（Giovanni Traverso）开发的，该方案涉及一种特殊的胶囊，其上布满由冷冻干燥保存的胰岛素制成的微小针头。当糖尿病患者吞下这种胶囊后，它会附着在胃黏膜上，接着，针头会在数小时内缓慢释放其胰岛素有效载荷，而不是一次性全部释放，最后胶囊会无害地通过消化系统排出来。

你还记得第 6 章丹尼尔·克拉夫特提出的"智能药物"概念吗？它可以根据个人独特的需求，提供正确剂量的药物。每年都有数十种这样的药物输送新技术获得美国食品药品监督管理局批准。[6] 其中一些给药方法非常新颖，你一开始可能很难将其与药片联系起来。然而，它们将使我们能够以新的方式服用改善健康和延长寿命的药物。

抛开服用方式不谈，哪些药物可以真正延缓或逆转衰老？它们真的有效吗？它们是如何做到的？很高兴你问我这些问题。给自己倒一杯红酒（你很快就会知道为什么非得是红酒），让我们投入现代医学雄心勃勃的探索中，寻找一种可以彻底治愈衰老的物质。我们将从几位竞争者开始，它们的目标是第 4 章提及的衰老的一个关键特征：线粒体功能障碍。

破解线粒体功能障碍的白藜芦醇

下次当你举起酒杯为某人的健康干杯时，别忘了为我们的好朋友兼思想伙伴大卫·辛克莱敬上一杯，他发现了白藜芦醇这种物质，模拟了热量限制对新陈代谢的影响。

为什么这很重要？

首先，我要说明的是，辛克莱可能是世界上最伟大的去乙酰化酶研究专家，去乙酰化酶是一类调节细胞功能的基因。根据你的身体在给定时间内可获得的卡路里数量，线粒体中的去乙酰化酶调节着代谢生长，而线粒体是几乎所有细胞内产生能量的细胞器。当食物充足时，你的细胞分裂、生长得更快。当热量不足时（比如你禁食时），你的细胞会进入管家模式，分解并重新吸收游离的蛋白质以供再次利用。这种现象被称为"自噬"，源于拉丁语中的"自我"和"吞食"。虽然长寿科学领域存在很多分歧，但几乎所有专家都认为热量限制有助于保持甚至恢复青春和健康。对从果蝇到人类的生物进行的实验已经明确表明，限制卡路里摄入可以缓解衰老的许多特征，从而实现延年益寿。根据精神病学家丹尼尔·亚蒙（Daniel Amen）[1]的说法，限制热量摄入可以改善大脑健康："限制热量摄入可以使身体处于良好的应激反应状态，

---

[1] 丹尼尔·亚蒙被誉为"美国大脑健康之父"，他的《女性脑》《健康脑》《幸福脑》等多部著作的中文简体字版已由湛庐引进，浙江人民出版社出版。——编者注

减少 β- 淀粉样蛋白在大脑中的滞留时间，并启动一系列抗衰老机制。"

然而，建议人们让自己挨饿肯定不会被大多数人采纳。因此，辛克莱开始寻找一种物质，它既可以帮助我们获得线粒体健康带来的与限制热量相同的益处，又不会让我们产生饥饿感。最终，辛克莱从法国获得了灵感：尽管法国人在饮食中摄入了大量饱和脂肪，但他们的冠心病发病率是世界上最低的。这就是所谓的"法国悖论"。辛克莱推测，法国人饮食中的某种东西可能是他们的心脏保持健康的原因，这种东西就是红酒。具体来说，它是红葡萄酒中一种叫作白藜芦醇的分子，来自生长在恶劣环境中的黑比诺和小西拉等黑葡萄。辛克莱从理论上推测，白藜芦醇可以帮助葡萄忍受恶劣环境并存活下来，也可以通过激活线粒体的去乙酰化酶反应对人类起到相同的作用。

辛克莱在一项实验中给酵母细胞喂食白藜芦醇，结果显示，与那些未食用白藜芦醇的酵母细胞相比，接受喂食的酵母细胞多活了相当于人类 50 年的时间。[7] 这项实验后来在蠕虫、小鼠，以及最终在人类身上产生了相同的结果。"这听起来似乎是一个笑话中的妙语。"辛克莱博士写道，"我们不仅发现了一种模拟热量限制的物质，这种物质可以让你在感觉不到饥饿的情况下延长寿命，而且是在一瓶红酒中发现的。"[8]

在你为了长寿而大量饮用葡萄酒之前，你应该了解，只有通过摄入高浓度的白藜芦醇才有可能获得你希望达到的效果。许多人坚信适量饮用红酒对健康有益，至于你需要喝多少红酒才能显著延长自己的寿命，可能任何人建议的量都远远不够。因此，我们对长寿分子的研究仍在继续。

复活节岛上的雷帕霉素

复活节岛位于智利以西 3 000 多千米处的太平洋上，波利尼西亚原住民称之为拉帕努伊（Rapa Nui）。该岛起伏的青山上点缀着近 1 000 座巨大的摩艾石像，因而被联合国教科文组织列为世界遗产。每一座摩艾石像都是由多孔的火山岩雕刻而成，重达 80 000 千克左右。拉帕努伊人是如何将它们从岛上唯一的采石场运到它们的最终位置的？这至今仍是一个谜。如果你想深入了解拉帕努伊，我推荐你阅读《崩溃》（*Collapse*）一书，作者是我最喜欢的作家之一贾雷德·戴蒙德（Jared Diamond）[①]。

这些石像是如何被竖立在此的并不是拉帕努伊有待揭开的唯一谜团。1964 年，在外科医生斯坦利·斯科里纳（Stanley Skoryna）和细菌学家乔治·诺格拉迪（Georges Nógrády）的带领下，一个由植物学家、人类学家、流行病学家和其他科学家组成的 38 人团队来到拉帕努伊，进行了一系列全面的调查。诺格拉迪从该岛返回时，带着从那里几乎每一块岩石下收集的共计 5 000 瓶土壤。他在这些土壤中发现的一种细菌能够产生一种分泌物，科学家以拉帕努伊人的名字将其命名为雷帕霉素。他们通过研究了解到，雷帕霉素能够抑制免疫系统。科学家看到了雷帕霉素在器官移植过程中可以发挥的潜力，希望以此减轻排斥反应。当他们给酵母、果蝇、小鼠和狗喂食低剂量的雷帕霉素时，意想不到的事情发生了：雷帕霉素使它们的寿命延长了 38%！[9] 雷帕霉素是现代科学一直在寻找的长寿仙丹吗？

研究结果表明，去乙酰化酶有一种孪生机制，可以告诉身体细胞生长的条件何时成熟。这就好比这个机制说："嘿，时机已经成熟了，让我们开始吧！"雷帕霉素可以暂时减缓或关闭这种生长机制，有效实现与白藜芦醇相同的热量限制效果。这种孪生机制现在被称为 mTOR，代表雷帕霉素的哺乳动物（或机械）靶点。

[①] 贾雷德·戴蒙德是当代少数几位探究人类社会与文明的思想家之一，擅长从历史视角审视人类不平等的起源等宏观议题。他的著作《性的进化》解释了人类的性行为是如何演变为现在的模式的。该书中文简体字版已由湛庐引进，天津科学技术出版社出版。——编者注

我们可以用雷帕霉素及其类似物质调节 mTOR，这有助于阻止细胞的分裂与增殖，从而防止乳腺癌、肾癌和其他类型癌症的恶化。[10]雷帕霉素还可以减少炎症，改善心脏健康，甚至防止认知能力下降。目前有近 1 500 项相关临床试验[11]正在进行，以探索雷帕霉素的功效。不幸的是，研究表明，雷帕霉素也可能导致胰岛素抵抗、肾病和其他类型的癌症。目前，它仅被批准作为某些器官移植手术中的免疫抑制剂，而不能用于治疗与年龄相关的疾病。[12]作为一种治疗衰老的药物，雷帕霉素现在还没有发挥其应有的作用。

二甲双胍，中世纪的甜蜜发现

欧洲的某些丘陵地区和亚洲的部分地区生长着美丽的开花植物山羊豆，它的花呈紫色，所以又被称为法国紫丁香。据传说，它的名字来自这种花对山羊的毒性和致命影响。自中世纪以来，山羊豆中有效用的化学成分使其成为一种常见的草药，不仅被用作催乳剂和利尿剂，还用于调节体温，甚至拥有一些效果令人怀疑的用途。英国草药学家约翰·帕金森（John Parkinson）在其 1640 年出版的《植物剧场》（*Theatrum Botanicum*）一书中指出，山羊豆可以用于治疗"瘟疫""防治儿童蠕虫""治疗坏疽、运行性溃疡""保护心脏免受心悸""防治抑郁症"。[13]直到 20 世纪，山羊豆仍被用于预防流感和疟疾。

1956 年，一位名叫让·斯特恩（Jean Sterne）的法国医生发现，山羊豆对其服用者有一种意想不到的影响，即降低他们的血糖。他从这种草药中分离并制备了一种他称为"噬糖者"的药物，因为它具有控制血糖的功效。[14]今天，我们知道这种物质是二甲双胍，它被广泛用于治疗糖尿病。这种药物的故事并未就此结束。医生们注意到，糖尿病患者服用二甲双胍后发生了一些奇怪的事情：二甲双胍不仅缓解了患者的糖尿病，还改善了心血管健康，降低了癌症、中风、阿尔茨海默病和炎症的发病率，并带来了其他益处！为什么会这样？血糖与衰老又有什么关系？

答案得从代谢途径中寻找。除了去乙酰化酶和 mTOR，还有一种线粒体机制在长寿中发挥作用，即 AMPK。AMPK 通过运动激活将葡萄糖从血液中提取出来，转化为能量。这反过来会减少细胞控制血糖所需的胰岛素量。AMPK 机制在我们年轻时相当活跃，随着年龄的增长，它开始减弱。任何一个 40 多岁或更老的人回忆起年轻时狼吞虎咽地吃甜甜圈和比萨，以及豪饮啤酒而不发胖，他就很容易理解这种代谢机制。现代饮食中充斥着能量丰富的碳水化合物，长期下来会增加血糖，因而需要越来越多的胰岛素来控制血糖，这导致了一种被称为胰岛素抵抗综合征的现象，我会在本书的结语中对此进行深入讨论。最终，胰岛素抵抗会引发糖尿病、心血管疾病和其他与年龄相关的健康问题。

我们再来看看二甲双胍。拉菲尔·德·卡沃（Rafael de Cabo）是美国国家衰老研究所的老年医学专家，当他和辛克莱在小鼠身上测试二甲双胍时，测试结果大大出乎他们的意料。在几乎所有可以想象到的方面，相比未服用二甲双胍的中年小鼠，饮食中包含二甲双胍的中年小鼠明显活得更久、更健康。例如，辛克莱-德·卡沃研究和其他研究中服用二甲双胍的小鼠更结实，体力更充沛，炎症和细胞损伤也更少。它们有较轻的胰岛素抵抗、较低的胆固醇水平，老年性白内障也出现得较晚。[15]

毫无疑问，二甲双胍是一种长寿药，至少对小鼠来说是这样。它对人类有效吗？在美国食品药品监督管理局批准的 2 000 多个二甲双胍相关临床试验中，科学家正在努力寻找答案。2015—2017 年，史蒂夫·霍瓦斯博士和格雷格·费伊（Greg Fahy）进行了一项名为"胸腺再生、免疫恢复和胰岛素缓解"的试验。胸腺是免疫系统的一个器官，在青春期之前，它会产生一种名为 T 细胞的免疫细胞，T 细胞负责判断哪些物质是身体中原本就有的、哪些是入侵者。在青春期之后，胸腺会逐渐萎缩，一个衰老的胸腺无法学会新的技巧。在胸腺再生、免疫恢复和胰岛素缓解试验中，9 名年龄在 51 ～ 65 岁的男性作为受试者，服用了一年的二甲双胍和其他一些辅助药物。在此期间，9 名受试者中有 7 人的胸腺不仅明显获得了再生，而且根据我们在第 4 章中了解到的霍瓦斯表观遗传时钟，这些男性比试验开始前年轻了 2.5 岁！霍瓦斯博士告诉我："一名受试者的花白头发甚至重新变黑了。"[16] 这种治疗似乎逆转了这些人的生理年龄。

胸腺再生、免疫恢复和胰岛素缓解试验虽然很有前景，但样本数太少。我们需要开展更多的研究。最令人期待的一项研究叫作 TAME——"二甲双胍治疗衰老"（Treating Aging with Metformin）的首字母缩略词。由美国衰老研究联合会支持的 TAME 是尼尔·巴尔齐莱的创意，它是一项为期 6 年、耗资 7 500 万美元、针对 3 000 名人类受试者的研究，旨在分析二甲双胍对寿命的影响。"二甲双胍改善了许多动物的健康，延长了它们的寿命。实际上，它针对的是衰老的所有特征。"当我们第一次在伦敦见面时，巴尔齐莱向我解释道，"与未服用二甲双胍的糖尿病患者相比，甚至是与没有糖尿病的患者相比，服用二甲双胍的糖尿病患者患心血管疾病、癌症和阿尔茨海默病的概率更小，早期死亡率也更低。"[17]

二甲双胍之所以成为一种很好的备选长寿药物，不仅仅是因为它似乎能改善健康、延长寿命，几十年来，它还被广泛应用于人类，并且没有严重的副作用。它是通用的、易得的，每片的成本只有几美分，并且已经获得美国食品药品监督管理局批准。事实上，TAME 试验中对照组服用的安慰剂的成本要高于二甲双胍！在许多国家，二甲双胍与阿司匹林、止咳药一起作为非处方药在药店出售。

尽管如此，二甲双胍仍是一种效力强大的药物，不能随意服用。对于糖尿病患者、不运动的人或病态肥胖症患者，二甲双胍可能非常有效。至于我自己，我正在通过定期锻炼来激活 AMPK 通路。如果你能做到这一点，你就不需要二甲双胍。事实上，研究表明，它会抵消运动带来的性能提升。我还一直坚持热量限制和低碳水化合物的健康饮食，就像神经学家、营养专家戴维·珀尔马特博士建议的那样，以管理我的新陈代谢，至少坚持到 TAME 试验完成！

阻止细胞衰老

白藜芦醇、雷帕霉素和二甲双胍都针对衰老的一个重要特征，即与年龄相关的线粒体功能障碍，但这并不是通往长寿的道路上唯一需要克服的困难。我们还需要消除衰老的其他特征，如细胞衰老。

细胞衰老是一个自然过程，当细胞的分裂能力达到极限时，它就会丧失功能。当衰老顺利进行时，丧失功能的细胞会被身体吸收，其中的有用成分会被回收，这被称为"细胞凋亡"。然而，根据巴克衰老研究所教授朱迪丝·坎皮西（Judith Campisi）的说法，随着我们年龄的增长，这些细胞会变得顽固。当它们的自然生命周期结束时，它们有时会停留在"僵尸状态"，而不是被重新吸收。它们会发炎，并开始向相邻细胞发送化学信号，使之也变成"僵尸"。这种多米诺骨牌效应会无限重复。心脏病、糖尿病、痴呆症、骨质疏松症、肾病、肝衰竭和肺部疾病都与人体内留存的大量"僵尸细胞"有关。

坎皮西和其他人一起开发了一种新的有潜质的长寿药，并称之为"不老丸"，它能靶向并摧毁老化的"僵尸细胞"。在坎皮西和其他研究人员的研究中，达沙替尼和槲皮素等抗衰老分子成功地破坏了小鼠体内的"僵尸细胞"，从而预防或治愈了肺部、心血管系统、骨骼和肾脏中与年龄相关的疾病。相比未服用"不老丸"的小鼠，服用了"不老丸"的小鼠寿命要长 36%。[18] 在荷兰乌得勒支大学医学中心的彼得·德·凯泽尔（Peter de Keizer）的研究中，一种名为 FOXO-4 的抗衰老药物不仅能阻止"僵尸细胞"的活动，还使年老的小鼠重新长出了皮毛，让它们恢复了体能和耐力，并使它们衰竭的肾脏恢复了活力。[19]

虽然这对小鼠来说是一个很振奋的消息，但"不老丸"能延缓或逆转人类的衰老吗？看起来，它也许能够做到。妙佑医疗国际的詹姆斯·柯克兰（James Kirkland）是衰老细胞研究专家，2019 年，他发布了首次人体临床试验的结果，该试验探索了使用抗衰老药物治疗人类与年龄相关的疾病。[20] 在一项针对 14 名肺纤维化患者的小型短期研究中，达沙替尼和槲皮素在短短 3 周内就改善了受试者的病情。在同年晚些时候，柯克兰负责的另一项研究表明，抗衰老药物确实可以减少人体内衰老细胞的数量。[21] 目前，人们正在研究更多具有抗衰老特性的药物。

显然，值得关注的抗衰老药物有望成为"长寿仙丹"。不过，人类的衰老通过降低异常细胞的增殖能力，在抑制癌症方面发挥了重要作用，用抗衰老药物来预防衰老可能会适得其反。与我们提及的其他长寿药一样，现在就说抗衰老药物在我们对抗衰老的过程中能发挥核心作用还为时过早。

肽、维生素和补充剂

除了药物级别的"长寿仙丹"，许多实验室研发的天然补充剂也可以延长寿命。以生物化学化合物烟酰胺核糖和烟酰胺单核苷酸为例，两者都被认为是人体产生一种辅酶的前体，这种辅酶被称为烟酰胺腺嘌呤二核苷酸，存在于人体内的每个细胞中。烟酰胺腺嘌呤二核苷酸是一种"秘密武器"，可以让去乙酰化酶管理细胞的健康。没有它，你不到一分钟就会死亡。研究表明，随着年龄的增长，你体内的烟酰胺腺嘌呤二核苷酸供应会自然减少。

在 2019 年公开发表的一系列实验报告中，辛克莱的实验室开展了一项研究，探究是否可以通过这些前体核苷酸来人为补充烟酰胺腺嘌呤二核苷酸。研究人员给老年小鼠注射烟酰胺单核苷酸仅一周后，这些小鼠的线粒体在外观和功能上都与年轻小鼠的线粒体相似！在一项旨在评估受试者体能恢复状况的跑步机测试中，注射了烟酰胺单核苷酸的老年小鼠恢复了年轻时的耐力。在对其记忆力和解决问题能力的测试中，注射了烟酰胺单核苷酸的老年小鼠的认知能力和反应速度得到了提升。与对照组小鼠相比，它们看起来更年轻，皮肤更紧致，白色的毛发更少，就好像恢复了青春！[22]

从理论上讲，如果你能提高自己的烟酰胺腺嘌呤二核苷酸水平，去乙酰化酶就会恢复到最佳状态，你的线粒体功能会更好，你的新陈代谢也会像年轻时一样。因此，烟酰胺核糖和烟酰胺单核苷酸是市场上最受欢迎的补充剂。当彼得·戴曼迪斯驾驶单引擎塞斯纳飞机从圣莫尼卡飞往诺瓦托（巴克衰老研究所所在地）时，他告诉我，在过去的几个月里，服用烟酰胺单核苷酸让他一次完成的俯卧撑数量比以前多 1.5 倍。

另一类有可能延长寿命的物质是被称为肽的氨基酸链，它是细胞、组织、激素和某些重要物质（如催产素和胶原蛋白）的组成部分。事实上，抗衰老药物 FOXO-4 就是一种肽。在对小鼠使用肽的实验中，小鼠的寿命延长了 2040%，其衰老速度也显著减慢。[23] 在人类身上，胸腺素和上皮素等肽已经被证明可以改善"心血管、内分泌、免疫系统、神经系统、体内平衡和新陈代谢"。在对一组患者的研究中，"死亡率相比于对照组大幅降低"。[24] 有一些肽据说可以改善认知功能和皮肤状况。

有些补充剂可能会对保持健康和延长寿命起到积极作用。"越来越多的证据表明，人类早衰在很大程度上是由于缺乏维生素和矿物质。"作为加州大学伯克利分校的生物化学家，年过九十的布鲁斯·艾姆斯（Bruce Ames）在接受《反转》（*Inverse*）杂志采访时表示，"我们用两个案例证明了这一点。维生素和矿物质的缺乏使人的寿命缩短，这是合理的。"艾姆斯博士列出了一份营养素清单，他认为这些营养素是身体完成最重要的任务所需要的。当人体内这些营养素充足时，它们会被用来保护身体免于衰老。当这些营养素短缺时，身体会优先考虑保证存活与繁殖，而不是修复受损细胞。在列出的41 种营养素中，艾姆斯认为维生素 D、欧米伽 –3、镁、醌和类胡萝卜素等10 种营养素至关重要。[25]

其他长寿科学家也同意这一观点。克里斯·韦伯（Kris Verburgh）是一名医学博士，也是布鲁塞尔自由大学的生物老年学研究员，还是长寿愿景基金的合伙人。他是衰老营养学的创始人，这是一门聚焦营养对衰老的影响的学科。2018 年，韦伯出版了畅销书《长寿密码》（*The Longevity Code*），他在书中引用了大量证据，证明了含有维生素 B、维生素 D 和维生素 K，以及硒、镁、钾和碘等矿物质的健康饮食能够抵抗衰老。"摄入足够的重要微量营养素有助于健康地老去，并降低罹患与衰老相关的疾病的风险。"韦伯写道，"许多人因遵循西方饮食习惯而缺乏这些重要的微量营养素，明显衰老得更快。"[26]

当然，市场上还有很多声称可以延长寿命的补充剂，包括姜黄素、胶原蛋白、绿茶提取物、黄芪、乙酰左旋肉碱，以及各种宣称具有抗氧化特性的补充剂。槲皮素及其抗衰老的同类非瑟酮是天然的水果类黄酮，可以作为非处方补充剂。然而，大多数补充剂都存在一个问题，即它们从未成为临床试验的对象。（当你真正需要做的只是在包装上印出"益处未经美国食品药品监督管理局评估"时，为什么要花费数百万美元来证明一种产品是有效的呢？）有些补充剂可能会干扰抗生素、抗病毒药物、化疗，甚至避孕药的功效，这一点也需要警惕。[27]补充剂也许还含有劣质的、未列出的和可能致命的成分，包括强效兴奋剂、危险色素、杀虫剂、反式脂肪、铅、汞和多氯联苯。[28]

许多补充剂可能对长寿有好处，事实上，我每天都会服用含有 40～50 种物质的补充剂。不过，请仔细选择品牌和产品，咨询你的医生，并记住，没有什么可以替代大自然母亲赐予的原始"天然补充剂"，即健康、均衡的饮食。

现在，你已经了解了人们寻找神奇的"不老药"的漫长历史，让我们展望未来吧。在年龄革命的近景中，我相信这些令人兴奋的技术几乎肯定会很快为我们带来"长寿仙丹"。

挑战不可能，制药变得更快更智能

2020 年 2 月 2 日，我在纽约，英矽智能的亚历克斯·扎沃洛科夫在圣迭戈。新型冠状病毒开始传播，意大利刚刚发现了第三例感染者。随着这种致命病毒在世界各地蔓延，各国政府、医疗机构和卫生当局都为其不确定性而忧心忡忡。在得到投资者的批准后，英矽智能便夜以继日地寻找对抗新型冠状病毒的候选药物。

"你找到了吗？"我边喝黑咖啡边问，"你已经找到了？"

"是的。"扎沃洛科夫回答道，"我们将专注于我们认为最有希望的 6 种，并向全球公布其余的。我们正在接近这一目标。"

扎沃洛科夫所说的"6 种"，是指当时确定的最有希望阻止新型冠状病毒的 6 种分子化合物。英矽智能在自己的网站上公布了其余 94 种，供其他研究人员研究。

英矽智能只花了 3 个星期就找到了这些分子化合物。它做到这一点的方法让我确信，在年龄革命的近景中，我们将看到多种长寿药物。在这本已经揭示了很多重大发现和惊人发展的书中，我毫不夸张地说，这绝对是游戏规则改变的契机。要明白这一点，你需要对药物开发有所了解。传统上，发现值得测试的初始候选药物需要长达 3 年的时间，并花费数百万美元。一旦确定，这些化合物必须经过多轮临床试验，其中绝大多数临床试验都会失败。每 5 000 种候选药物中，只有一种能通过完整的临床试验过程。这太令人沮丧了。现在，你应该非常清楚为什么开发一种药物需要 20 亿美元和大约 12 年的时间。[29]

英矽智能成功地大大加快了这一过程，而且它所采用的方法实际上保证了比平均水平高得多的成功率。它是如何做到的？当然是利用人工智能。在第 6 章中，我们了解到了人工智能是如何通过一系列方式改变医疗保健的。英矽智能将其人工智能药物发现工具称为生成式张量强化学习（Generative Tensorial Reinforcement Learning，GENTRL）。一旦经过训练，该算法就开始"构想"具有所需特性的新分子。这一过程不仅大大减少了发现候选分子所需的时间，而且能够创建分子库中尚不存在的分子。与传统的试错法相比，它的成功率要高得多，成本也要低得多。英矽智能还利用人工智能去寻找更好的现有药物替代品，它开发了一种被称为 inClinico 的精准医疗系统，可以预测哪些患者最有可能对特定药物产生反应。该公司将这种功能作为一种服务提供给其他制药公司，也利用其针对"万病之母"——衰老本身的预测能力对药物进行排名。

英矽智能不是唯一一家使用人工智能来发现、创建和优化药物治疗的生物技术公司。目前，200 多家初创企业和多家大型制药公司正在追求一系列雄心勃勃的目标，这些目标一旦实现，将彻底颠覆制药行业。[30] 我们以战胜抗生素耐药细菌的斗争为例。由于抗生素的滥用和细菌的进化，细菌对现有抗生素的耐药性一直在稳步提升。每年约有 70 万人死于抗生素耐药性，据联合国预测，到 2050 年，这一数字可能会变成 1 000 万。[31] 为了解决这个问题，2020 年，麻省理工学院的研究人员运用机器学习算法，从一个包含

6 000 种化合物的数据库中发现了一种全新的抗生素。当他们给小鼠喂食这种最新的抗生素以对抗常见的大肠杆菌时，他们发现，即使在 30 天后，大肠杆菌也无法耐受这种抗生素。（在面对传统抗生素时，大肠杆菌可以在 24 小时内做到这一点。）这种新抗生素被称为 halicin，以阿瑟·C.克拉克（Arthur C. Clarke）的《太空漫游》系列中虚构的人工智能角色 HAL 9000 命名。当我撰写本书时，他们正在为这种超强抗生素的人体试验做准备。[32]

人工智能的这些应用与寻找难以捉摸的"长寿仙丹"的前景有什么关系？研究人员花了几十年的时间和大量的资金，才发现了一些似乎可以延缓或逆转衰老的物质。这些物质中的许多种都是偶然发现的，而且没有一种能够完全治愈衰老。借助人工智能，我们将发现更多的、比我们现在拥有的更有效的抗衰老分子。"长寿仙丹"可能在几周或几个月后就被发现，而不是几年甚至几十年后。也许当你拿到这本书的时候，这个预言已经实现了。然而，有一件事仍然阻碍着我们，即如何将衰老定义为一种需要治疗的疾病。

衰老是一种疾病

"由于我们没有将衰老视为一个医学问题，开发有可能预防和治疗大多数重大疾病的药物的进展比应有的速度要慢得多。如果衰老是一种可治疗的疾病，那么资金就会流向与之相关的研究、创新和药物开发。如果衰老不是一种疾病，那么哪家制药公司或生物技术公司会去研究它呢？"2019 年，在接受《麻省理工科技评论》采访时，辛克莱提到了长寿药物快速研发受阻的现状。"只有从根本上解决了衰老问题，"他补充道，"我们才能继续朝着寿命越来越长的方向线性地向前发展。"[33]

辛克莱不是唯一一个持有这种观点的人。事实上，与我共事的每一位长寿研究领域的先驱都有类似的观点。"最终，人们会明白，在生病之前善待自己会更加有效，整个医疗行业也会对此做出回应。"奥布里·德·格雷说，"他们将生产人们愿意花钱购买的药物。"

德·格雷的评论真正触及了这件事的核心。如果你觉得医疗保健行业忽视衰老是疾病的根源这一事实难以理解，那就来看看资金的流向吧。到2023年，全球制药行业的规模预计将达到1.5万亿美元。[34]科学家拥有通过药物开发来解决健康问题的强大能力，这证明了人类的独创性。不过，开发和销售药物不仅是一个漫长、昂贵和复杂的过程，还取决于一个关键的立足点，即监管审批。在获得美国食品药品监督管理局及其他政府机构的批准之前，那些能用于治疗特定疾病的药物是无法发挥效用的。你可以为你的研发成果申请专利，你可以公布你的发现，你可以随心所欲地生产你的神奇药丸，但是你一颗也不能卖。因此，即使先进的人工智能帮助我们发现了一种可以治愈衰老的药物，如果监管制度不改变，这种药物将迟迟无法投入使用。只有明确地将衰老纳入疾病的范畴，患者才有可能获得长寿药。

我之所以认为用药物治疗衰老有可能变成现实，主要是因为目前在政治层面发生的事情。在促使监管部门将衰老认定为一种疾病方面，巴尔齐莱与生物学家史蒂芬·奥斯泰德（Steven Austad）、生物统计学家杰伊·奥珊斯基（Jay Olshansky）一道打响了第一枪。三人是备受尊敬的美国衰老研究联合会的联合主任，2015年，他们向美国食品药品监督管理局提交了雄心勃勃的TAME提案，希望获得批准，以研究二甲双胍对3 000人的影响。他们还更进一步，在TAME提案中，他们没有要求批准二甲双胍仅作为治疗糖尿病或其他单一疾病的药物进行试验，而是将其视为一种可用于治疗心血管疾病、阿尔茨海默病、癌症、糖尿病等多种疾病的药物。

"我们花了数周时间打磨我们的论点和策略，试图说服他们。"奥斯泰德告诉《探索者》（Seeker）杂志，"当会议真正开始后，不到15分钟他们就说：

'好的，听起来不错。现在我们来谈谈你们的研究设计。'我们有点惊讶，他们竟然这么容易就接受了我们的逻辑。"[35]

在这个问题上，美国食品药品监督管理局并不是唯一一个开始做出让步的认证机构。2018 年，来自生物老年学研究基金会（Biogerontology Research Foundation）和国际长寿联盟（The International Longevity Alliance）的科学家组成了一个国际团队，他们向世界卫生组织提交了一份将衰老归类为疾病的提案。在他们的努力下，世界卫生组织在国际疾病分类（International Classification of Disease）中授予了衰老"扩展代码状态"。虽然这并没有将衰老确定为一种疾病，但世界卫生组织允许将衰老列入死亡原因的补充分类。例如，世界卫生组织现在允许将死亡原因定为"衰老相关的心力衰竭"或"衰老相关的肺病"等。

在正式将衰老归类为可治疗疾病方面，人们的努力不会就此停止。2019 年 11 月，坎皮西、乔治·丘奇、斯图尔特·卡林波特（Stuart Calimport），以及来自哈佛大学、斯坦福大学、麻省理工学院、剑桥大学和其他机构的 20 多位学者在《科学》杂志上发表了一篇论文，表明了他们的立场。他们呼吁世界卫生组织在 2022 年 1 月 1 日新版国际疾病分类生效时，将"有机体衰老"或生物衰老列为一种疾病。该论文详细论证了这一改变将带来的益处，以及将"器官和组织衰老、病理性重塑、代谢损伤、萎缩和衰老相关疾病"纳入国际疾病分类的方法。[36]

这些小小的进步令人振奋！在权威机构中为衰老赢得作为一种"疾病"的指标性地位，将为抗击衰老带来研发资金，就像人们在 20 世纪 80 年代和 90 年代围绕艾滋病危机开展积极行动，为最终在当今的发达国家几乎根除它开辟了道路一样。目前用于长寿研究的数十亿美元将在未来几年内增长到数百亿美元。80 年前，世界上还没有抗癌药物。今天，至少有 7 类主要的药物和 100 多种化疗药物可以治疗癌症，市场上每 10 种主要药物中就有 6 种用于治疗癌症。目前，全世界共有 7.5 万项正在进行的对抗癌症的临床试验。这些努力没有白费，在过去的 50 年里，癌症患者的 5 年生存率平均每年提高了近 2%。[37]

人们之所以愿意投入数百万美元用于研发抗癌药物，是因为满是患者的市场就在药物开发的终点。同样的情况也会发生在抗衰老药物的研发上。最近，沙特阿拉伯王国和阿拉伯联合酋长国颁布了皇家法令，成立了首批投入数十亿美元的长寿投资机构之一，即 Hevolution 基金会。该基金会的宗旨是，在生命生物科学公司前首席执行官、百事可乐公司前首席科学官马哈茂德·汗（Mehmood Khan）的领导下，引领人类在长寿方面实现突破。一旦巴尔齐莱、坎皮西、丘奇、辛克莱和其他人成功地为衰老争取到疾病的指标性地位，更多的研究人员、学术机构、制药公司和像我这样的投资者将行动起来，争相加入治愈这一"新疾病"的竞赛。药物研究人员将把注意力转移到所有与年龄相关的疾病的根源上。"衰老将成为新的癌症"这一说法听起来可能有些愚蠢且毫无同情心，却能将医药生态系统的资源集中起来，这将对医疗保健产生巨大影响。长寿药物将像抗生素、降压药和其他常见的药物一样无处不在。医生开具的处方将直接针对细胞衰老、端粒缩短、线粒体功能障碍和其他衰老特征。最终的结果对所有人来说都是非常有益的。

"最终，这些药物可以治疗一种疾病，"辛克莱说，"但与现今的药物不同的是，它们还可以预防 20 种其他疾病。"[38]

无论是通过早期诊断、精准治疗，以及体内细胞、组织和器官的再生与增强，还是通过找到有效治疗衰老的"仙丹"，我相信，在年龄革命的近景中，我们将在使地球上的每个人获得健康的最长寿命方面取得重大进展。如今，人类最长寿命应该已经达到 120 岁了。如果这就是人类寿命的极限，那就顺其自然，让每一个人都能积极、健康地活到人类的极限寿命——120 岁。

　　然而，如果人类的极限寿命可以超过这个数字呢？你相信人类有可能活到 200 岁，甚至更久吗？我相信。阅读完第 10 章之后，我想你就会明白其中的原因。让我们继续探索在年龄革命的远景中等待着我们的真正非凡的事物吧。

第三部分

年龄革命的远景

The Science and Technology of Growing Young

第 **10** 章

活过200岁

让人类长生不老的
量子飞跃

The Science and
Technology of
Growing Young

我希望长生不老。到目前为止，一切顺利。

——史蒂文·赖特（Steven Wright）
喜剧演员

到2035年，我们的大脑将连接到云端。

——雷·库兹韦尔

杀不死我们的东西只会让我们更强大。

——安德斯·桑德伯格

　　在第 1 章中，我曾请你想象你活到 200 岁时的情景。我曾向你承诺，在那个世界里，先进的设备和人工智能将持续监测你的健康，以期在疾病发生之前识别和阻止它。我曾向你保证，在那个世界里，大多数遗传性疾病都已成为过去，器官就像汽车零件一样易于更换。我也答应过你，在那个世界里，你的生物年龄可以被重新设定到你想要的任何年龄。我还向你保证，在那个世界里，你可以学习任何东西、做任何事情，人和机器之间的界限已经变得模糊。最重要的是，我曾承诺，你将有能力活到 150 岁、200 岁，甚至更久。

　　如果这一切听起来像"荒谬的幻想"，那么我希望你现在能明白，它可能并不像普通人想象的那样疯狂。通过对科学的理解和技术的发展，人类取得了非凡的成就。从短期来看，实现长寿的夙愿并不比我们渴望飞行的抱负更令人惊讶。早在 2 000 多年前，风筝就替人类实现了一点飞行的愿望。罗杰·培根（Roger Bacon）在 13 世纪描述了飞行器，而达·芬奇在 15 世纪设计了一些飞行器。尽管如此，当威尔伯·莱特（Wilbur Wright）和奥维尔·莱特（Orville Wright）从他们的自行车维修店起步，准备实现飞行的梦想时，他们依旧被认为是"疯子"，就像现在的一些人眼中最雄心勃勃的年龄革命先驱一样。莱特兄弟在北卡罗来纳州基蒂霍克首次成功飞行后，也没有人相信他们真的成功了。飞行的梦想花了数千年才实现，而让人们相信不可能实现的梦想确实是有可能实现的又花了数年。

现在，当我们直接进入年龄革命的远景时，一些最具前瞻性的想法肯定也会面临这种情况，甚至更难被大多数人接受。然而，我相信这些想法都是有可能实现的，如果不是不可避免的话。我在第 1 章中说过，我并不是极端长寿梦想的信徒，我之所以相信它，不是因为我天真到忽略了实现这些梦想会遇到的困难，也不是因为它恰好符合我个人的使命。我相信它，是因为我已经看到了那些技术，并直接与专家们进行了交流。他们的逻辑和证据不仅令人信服，而且几乎无可辩驳。

假如你见过尼尔·巴尔齐莱提及的超级人瑞和让娜·卡尔芒这样的长寿奇人，你就会明白，比现在的正常寿命多活几十年是完全可以实现的。如果你相信自己有可能延长寿命，但是当谈到更为激进的长寿话题时，你仍然持怀疑态度，这是可以理解的，对吗？将人类的健康寿命延长 25% ～ 30% 与历史向我们展示的那种渐进式线性增长是协调一致的。然而，真正的永生抑或"只是"活到 200 岁将是前所未有的。对于这一点，你可能会心存疑虑。无论你是否如此，在这一章中，我打算证明极端长寿不仅是可能的，而且是一定会实现的。

长寿的逻辑

在进入年龄革命的远景并开启我们的探寻之旅前，我想让你花点时间思考一下 80 年前的生活是什么样子，而不是 80 年后的生活会是什么样子。如果你于 20 世纪 40 年代出生在美国，你会活到 60 岁或 65 岁。[1] 近 10% 的胎儿未能度过婴儿期，[2] 被称为抗生素的"奇怪"新药正在改善人们的健康，但仍有许多人死于无法治愈的疾病，如脊髓灰质炎、麻疹和腮腺炎。有些人即使幸存下来，也可能落下终身残疾，如美国前总统富兰克林·罗斯福。你可能只是在收音机里听到过他，在那时，电视还只是少数人才买得起的奢侈品，而且其黑白图像也不是很清晰。如果我回到过去，告诉你人类将在 30 年内登上月球，你会说我是个傻瓜。如果我告诉你，未来会有自动驾驶的汽车，你厨房灶台上有一个金属盒子可以用看不见的能量射线烹饪食物，你可以给世界上任何地方的人打电话，并立即在比一片面包还小的手持机器上看到他们的脸，你一定会说我疯了。最后，当我告诉你，婴儿可以在实验室的培养皿里产生，你甚至可以选择要男孩还是女孩，而且医生经常将死者捐献的心脏、肺和肾脏移植到病人体内，你恐怕会立即用旋转号盘电话机接通总机的接线员："接线员，你能帮我接通疯人院吗？！"

过去的 80 年里确实发生了很多变化，而且在这 80 年的大部分时间里，人们没有计算机。我们还没有对人类基因组进行测序。制药公司还没有数千亿美元可以投入研发。在过去 80 年的大部分时间里，人类取得的进步是稳步向前、线性增长的。在过去的 20 年里，更快、更小、更便宜的计算机的出现推动了寒武纪生命大爆发般的创新浪潮，席卷了所有行业。今天的进步不再是缓慢和线性的，它的速度非常快，呈指数级增长。变化将继续加速，直到"2 万年的进步（以今天的速度）"将在短短 100 年内发生。1999 年雷·库兹韦尔在其开创性著作《机器之心》（*The Age of Spiritual Machines*）中，如此介绍加速回报定律。他后来还发表了一篇论文，进一步阐述了这个问题，并在之后文中确认，加速回报定律必然导致奇点的出现。

"在几十年内，机器智能将超越人类智能，导致奇点的出现。技术变革如此迅速且意义深远，这代表着人类历史结构的断裂，其影响包括生物和非生物智能的融合、基于软件的人类的永生，以及在宇宙中以光速向外扩展的超高水平的智能。"[3]

展望 2100 年，如果预期未来会取得的进展比过去 80 年的进步还要少好几个数量级，那将是愚蠢的。这些进展中包括延长人类的寿命。年龄革命的进展究竟能有多快、将以何种形式进行？今天，我们可以站在年龄革命近景的地平线上，眺望从未来滚滚而来的第一波浪潮。这就是本书第一部分的主要内容。进入年龄革命的远景后，我们很难预测事物将如何演变。未来仍然是一个美妙的谜。不过，有两项特别值得期待的技术将迅速发展起来。它们不仅是库兹韦尔提出的理论的关键支柱，在我看来，还代表了相对不远的将来的某种"基蒂霍克时刻"。这两大支柱就是量子计算和通用人工智能。

本书不是关于计算机的专业书籍，我也不是计算机科学家。量子计算和通用人工智能都是很复杂的学科，本书篇幅有限，无法详细说明。如果你想了解这些主题，我推荐你观看《连线》杂志英国版中阿米特·卡特瓦拉（Amit Katwala）关于量子计算的视频，以及 YouTube 上的科学时间（Science Time）频道发布的关于超级人工智能的纪录片。[4] 下面是我的"简化"版本。

在传统的信息处理技术中，每一条信息都由 1 和 0 组成，可以理解为"开"和"关"。在遵循量子物理定律的量子计算机中，信息可以被视为开、关或介于两者之间的任何位置。其结果是，量子计算机将比最快的传统计算机快数万亿倍，并且能够执行更复杂的操作。同时，现在的人工智能通常只局限于单个任务或领域，并且需要经过大量训练才能执行任务，通用人工智能则将能够像人类一样，通过观察、研究及应用过去的经验等，为几乎所有任务设计出解决方案。谷歌、IBM 和其他公司已经研发出第一代量子计算机。谷歌在 2019 年 10 月声称，当其开发的入门级量子计算机在 200 秒内完成一项"传统的、最先进的超级计算机大约需要一万年"才能完成的任务时，它就获得了所谓的"量子霸权"，即解决传统计算机无法解决的问题的能力。[5]

至于通用人工智能，大多数专家预测它将在几十年内出现。

现在，请你想象一台思维机器，它比所有曾经存在过的最聪明的天才加起来还要聪明很多倍，它能够坐下来，不受打扰地思考同时存在于这个世界上的所有问题的解决方案。想象一下，这台机器可以采取一切可能的行动来解决这些问题。想象一下，它可以设计并执行这些不同行动过程的精确模拟，以确定最佳答案，其误差在统计上可以忽略不计。想象一下，它可以准确地确定执行这些行动过程所需的资源，甚至可以管理执行的过程。想象一下，它甚至可以在你还没有阅读完这段文字之前就完成这一切。

这就是量子计算加上通用人工智能的前景。有了这些技术，即使是那些我们今天认为完全不可能的事情，也可能很快就被视为平常之事或例行公事，就像人类的飞行一样。长生不老不仅在理论上是可能的，还很可能真的实现。

极端长寿是技术发展的必然结果

从生物学的角度来说，所有自然法则都无法阻止长生不老（或者至少是极端长寿）的发生。据信，一些西伯利亚放线菌已经存活了 50 万年；西班牙伊维萨岛附近的一个海草群落已经有 20 万年的历史；在美国犹他州，一大片在风中摇曳的白杨树大约有 8 万年的历史；中国的东海里有 1 万年历史的玻璃海绵；寒冷的北极水域是 500 岁高龄的鲨鱼的家园；一只名为阿德维塔（Adwaita）的阿尔达布拉巨型象龟活到了 255 岁；弓头鲸是我们所知的寿命最长的哺乳动物，通常能活到 200 岁以上。这一切都是在没有科学家的帮助下实现的。

在第 2 章中，我们了解到一些真核生物，其中有相当多的物种实现了真正的永生。那种经常被提及的灯塔水母只需要大约 3 天就可以逆转自己的年龄，回到幼年状态水螅体，然后就可以自由地重新生长。水熊虫是一种微小生物，它能够在困难时期进入一种类似于冬眠的蛰伏状态，这样它就可以无限期地存活，直到条件允许它苏醒过来。水螅和扁形虫能够无限再生，这让它们"坚不可摧"。陆龟和海龟的衰老似乎"可以忽略不计"，一些人据此推测，如果不受捕食和疾病的影响，它们也可以永远存活。

至于人类，我们有可能永生的证据来自一个不可靠的盟友，即癌细胞。虽然人类细胞通常会衰老和死亡，以便为新细胞让路，但事实并非总是如此。一些癌细胞的 DNA 发生了突变，消除了对细胞分裂次数的所谓海弗利克极限（Hayflick limit）。从此，这些癌细胞可以无限地分裂下去。也许你听说过海瑞塔·拉克斯（Henrietta Lacks）的故事。2017 年，她的故事被搬上银幕，由奥普拉·温弗瑞（Oprah Winfrey）主演。这位有 5 个孩子的非洲裔美国母亲于 1951 年开始治疗宫颈癌。尽管拉克斯在那年晚些时候不幸去世，年仅 31 岁，但她的癌细胞至今仍然存活着，并在世界各地的研究实验室中每 20 ~ 40 小时就复制一次。拉克斯的家人近年来才因其癌细胞的使用而获得一些补偿，如果你有时间，这是一个值得进一步研究的伦理问题。[6] 虽然孤立的癌细胞并不等同于一个完整的人，但我们至少拥有了一个理论基础，可以相信人类的生物性永生是可能的。

在本书中，你已经看到了预防过早死亡、延长寿命和逆龄生长的技术是如何快速发展的。你也已经知道，几个世纪以来，人类的预期寿命一直在延长。你看，长生不老至少在理论上是可能的。若想从"活得更久"过渡到"活到永远"，我们必须回到第 1 章中戴维·戈贝尔和奥布里·德·格雷提出的长寿逃逸速度模型。如果这个概念对你来说是陌生的，我猜你会发现它是一个有点神秘和"古怪"的智力理论。我希望，在了解了你现在所知道的年龄革命近景中的真实的科学进展后，你能明白这个理论实际上是多么合理。

为了唤起你的回忆，请允许我复述一下：**长寿逃逸速度是指，随着科学技术的进步，人类的预期寿命将继续增加，直到每一年的科学研究和技术发展使人的平均预期寿命增加一年**。这将使人类实现生物性永生，至少在理论上是可能的。

考虑到你在本书中了解到的长寿科学的重大进展，再想象一下，随着量子计算、通用人工智能和加速回报定律变成现实，这一进步过程将变得多快、多精准、多复杂，那么长寿逃逸速度应该就不会像最初那样显得如此"古怪"。即使人类永远无法达到真正的长寿逃逸速度，这些技术毫无疑问也将显著延长人类的平均预期寿命。问题是，当这种情况发生时，人们的生活还会与现在一样吗？

人机合一的未来

无论何时，只要人类真的实现了生物性永生，我们就不可能与今天的人完全一样。从本质上讲，我相信人和机器在某种程度上会成为一体。正如我们在第 8 章中探讨的那样，这将通过仿生身体部件体现出来。至于无法生物性再生的受损或磨损器官，它们将被比原始器官更好的人造心脏、人造肾脏、人造肺和人造四肢等取代。植入体内的人造器官将包含传感器和发射器，如此一来，你的个人健康算法就可以对其进行永久的监测和维护。手臂和腿部的假肢将配备可选附件，以适应各种类型的工作和休闲活动。智能隐形眼镜可以让你在几百米之外，甚至在黑暗中清楚地看到并识别人的脸，哪怕是你不认识的人，还能将视频或照片直接下载到你的记忆中。同样，人工耳蜗植入将赋予你超人般的听觉，让你能够理解、记录和存储任何语言的对话。植入皮下的微芯片将自动记录重要的健康统计数据，并在你看不见的情况下自动给药。

人与机器最重要的物理结合也许反而会更加不明显。这是诺贝尔奖获得者、物理学家理查德·费曼（Richard Feynman）在 1959 年时的梦想，我在第 1 章也提到过。在一次题为《在底部有足够的空间》（*There's Plenty of Room at the Bottom*）的著名演讲中，费曼设想了一个世界，在那里，"你可以吞下'外科医生'。机械外科医生会进入你的血管，随血液流入你的心脏，然后'环顾'四周……它会找出哪个瓣膜有问题，然后用小刀将其切开。有些小型机器可能会永久性地驻扎在你体内，以辅助某些功能不全的器官"。[7] 今天，费曼的愿望正在慢慢变成现实。2020 年，在微型机器人专家梅廷·西蒂（Metin Sitti）的带领下，位于德国斯图加特的马克斯·普朗克研究所的一个团队发布了一款概念验证型机器人，它可以像药丸一样被人吞下。一旦进入你的胃肠道系统，机器人就会利用磁力四处移动，用微型摄像机拍照，在有问题的地方精准地释放药物，甚至用小刀进行组织活检。西蒂博士的机器人外科医生只是许多正在进行的此类项目中的一个，其他项目还包括一只 3 毫米长的机器人水母和一个旋转的微型机器人，后者的大小还不到红细胞的一半。两者都是可操纵的，并能够提供靶向药物。

我的好朋友兼榜样彼得·戴曼迪斯预计，在未来，直径为 50 ～ 100 纳米的纳米机器人将成群结队地驻扎在你的身体里，执行各种专门的诊断、维护和修复功能，甚至比你身体的自然生物功能更有效。1 纳米究竟有多小？你的一根头发有 80 000 ～ 100 000 纳米那么粗。在 1 纳米内，你可以将 3 个金原子并排堆叠。黄金是一种在纳米技术中很受欢迎的材料，因为在纳米尺度上，黄金会根据大小改变颜色。亚当·德拉泽达（Adam de la Zerda）是斯坦福大学医学院的结构生物学和电气工程助理教授，也是使用纳米金技术的研究人员之一。他的团队设计了纳米金颗粒，这种颗粒能够附着在癌性脑肿瘤细胞上。借助特殊的摄像机，他们可以准确地分辨出大脑中哪些细胞发生了癌变，哪些是健康的脑组织。这使得外科医生能够在不破坏良好组织的情况下精准地切除肿瘤。[8]

桑吉塔·巴蒂亚（Sangeeta Bhatia）是癌症研究员、生物工程师、医学博士和麻省理工学院教授，她也设想将纳米颗粒植入人体内以对抗癌症。如果巴蒂亚博士和她的团队能够实现构想，我们就不必等待癌症发生才采取行动。他们设计了纳米颗粒，这种颗粒可以像小侦察兵一样在你的体内巡逻，寻找癌细胞。这些纳米颗粒会对某些只有癌细胞才能释放的酶产生反应。单个癌酶蛋白每小时可以使数千个癌症检测纳米颗粒发生反应，所以纳米颗粒可以响亮而清晰地发出癌症警报。当这些颗粒从你的尿液中过滤出来，你可以通过一种简单的、类似于验孕的诊断方法检测到它们。这样的纳米技术已经成功地用于检测小鼠的卵巢癌、肺癌和结肠癌，通常在癌症发生的早期阶段便可以识别。[9] 在年龄革命的远景中，成群的自供电纳米机器人将流经你的血液，探查你的活组织，与你的微生物群共存。这项纳米技术将形成一支由坚定盟友组成的军队，不断检查、监测和修复你的身体，就像你体内原生系统所做的那样，只是纳米技术会做得更好，好上好几个数量级。

别忘了我们在第 5 章中设想的身体互联网。你的身体植入人造器官后，它们会不断将自己的工作状态传输到外部监测设备和人工智能算法，从而始终保持最佳状态。软件更新和维护通知将不断发布，可靠的就像 21 世纪最先进的汽车的制造商所做的那样。一种新的传染病出现后，再也不会出现全球大流行。由量子计算机驱动的通用人工智能将识别消除入侵者所需的正确响应，并将指令下载到嵌入式免疫系统中的芯片药店，就像现在自动安装新计算机病毒的软件补丁一样。纳米机器人和微芯片检查点会传回数据，这些数据将与最新的医学和流行病学知识进行比对。根据你独特的个人健康信息，比对的结果将自动触发对你的日常智能医疗设备和食物强化机制的修改。当然，你可以通过一个应用程序实时了解所有发生在自己身体上的事情，该应用程序对用户友好，提供的内容包括图表、图像，以及展现你身体健康状况的实时视频等。如果出现你连接到网络上的身体无法自行处理的情况，你和你的医生都会立即收到通知。

年龄革命的远景中还有一种人机合一的方式。这一部分可能又会显得有点奇怪。我说的是脑机接口，借助这项技术，你无须说一个字或抬起一根手指就能发送信息并控制你所处的环境。如果你觉得这听起来不可思议到有点荒谬，那么我建议你先了解一下人类对脑波的认识。19 世纪 90 年代，一个名叫汉斯·贝格尔（Hans Berger）的年轻德国骑兵学员卷入了一起事故，险些被拉着加农炮的马车压死。在数千米之外，他的妹妹对哥哥的痛苦经历有一种强烈的、自发的感应，她坚持让父亲发一封电报去询问他的情况。无论她的预感是真正的心灵感应，还是一个奇怪的巧合，脱险后的贝格尔很快考入了医学院，痴迷于寻找一些客观、科学的解释来说明思维是如何转移到大脑之外的。几十年后，贝格尔发明了脑电图，成功地证明了思维在脑波中产生了可记录的电化学反应。自从贝格尔取得这一重大成就以来，人们对大脑的运转有了更清晰的认识。你的大脑包含数十亿个神经元。每一个想法、每一次冲动、每一个动作出现之前必须先在你的大脑回路中产生快速的电化学脉冲。这些电化学信号实际上与你的电脑、浴室灯或汽车仪表盘使用的电信号没有太大区别。

在此基础上，发明家开发了各种形式的、只需通过思维就能控制的机械系统。例如，美国的神经学家、发明家和音乐教授托马斯·杜埃尔（Thomas Deuel）利用脑机接口原理与乐队合作。杜埃尔使用的是什么乐器？是"脑声机"，一种将脑电图与音乐合成器结合在一起的奇特装置，借助这种装置，杜埃尔只需动用自己的意念就能即兴创作出旋律。总部位于旧金山的脑机接口公司 Emotiv 开发了一种升级版的脑电图耳机，佩戴者可以在计算机中移动和操作模拟物体，也可以对现实世界中的机械物体进行同样的操作。现在甚至有仅需大脑控制的视频游戏和脑机接口无人机比赛。"脑机接口可以控制的事物真的没有任何限制。"Emotiv 公司创始人兼《神经新生代》（The Neuro Generation）一书的作者谭乐（Tan Le）表示，"你可以做任何事，打开电视、播放视频、开灯和关灯……你只需用意念就能做到这一切。"[10]

当然，不要忘记约翰尼·马西尼，他拥有美国国防部高级研究计划局赞助的、由意念控制的机械臂，我在第 8 章介绍过他。脑机接口技术最有名的早期应用是帮助残疾人重新控制他们周围的世界。为此，CTRL-labs 公司与 Facebook 合作，通过识别大脑产生的每一个神经信号来产生运动，并致力于改进大脑对现实世界中的物体的控制。CTRL-labs 公司发明了一种具有"肌肉控制"功能的腕带，可以让佩戴者执行精细的运动控制行为，如在不接触真实键盘的情况下用键盘打字。这些动作可以通过远程操纵佩戴者的手来完成，也可以只用意念来完成。CTRL-labs 公司于 2019 年被 Facebook 收购。

这些技术都是非侵入性的，需要借助可穿戴设备。如果埃隆·马斯克能如愿以偿，脑机接口可能会迎来一个转折点。2020 年 8 月，马斯克的 Neuralink 公司创造了历史，它向全世界介绍了 Gertrude，这是一头大脑中安装了微芯片和 1 000 多个电极的猪。Gertrude 没有佩戴外置设备，因为外置设备接收高保真电信号的能力有限。Neuralink 公司希望通过研究 Gertrude 来实现真正的人机合一，这将使控制外部世界和控制自己的身体一样容易。这项技术将首先用于帮助残疾人，如帕金森病患者。马斯克指出，Neuralink 公司的另一个目标是"实现与人工智能的共生"，并"帮助确保人类作为相对于人工智能的文明的未来"。在我撰写本书时，该公司已经向美国食品药品监督管理局提交申请，希望开展该脑机接口装置的人体临床试验。[11]

很明显，人只用意念就能直接影响周围的世界，这只是时间问题。那反过来呢？脑机接口装置是单向的吗？也许有一天，它们可以被用来下载技能和知识，就像基努·里维斯（Keanu Reeves）在《黑客帝国》（*The Matrix*）中所演的那样，或者像莱昂纳多·迪卡普里奥（Leonardo DiCaprio）在《盗梦空间》（*Inception*）中那样植入记忆呢？麻省理工学院的研究人员史蒂夫·拉米雷斯（Steve Ramirez）和刘旭认为这确实是可能的。2014 年，两人找到了小鼠大脑中负责感知特定气味的确切细胞，然后使用光遗传学技术让小鼠认为自己受到了与这种气味相关的冲击。当小鼠在现实生活中闻到这种气味时，它们会被吓得无法动弹，就好像它们曾经受到过这种惩罚一样。事实上，它们从来没有。它们的这种记忆完全是人工合成的。"我们可以毫不犹豫地说，人为地在大脑中创造虚假的记忆是有可能的。"拉米雷斯说，"这不再只是猜测。它是真实的，而且正在发生。"[12] 现在，有关操纵人类记忆的研究正在进行。在 2018 年的一项研究中，维克森林大学的研究人员使用电极植入物（癫痫患者有时需要以此控制癫痫发作）来恢复和改善记忆。研究人员用与记忆神经元模式相适应的电脉冲刺激患者大脑的海马区，将患者的长期和短期记忆力提高了 35%。[13]

在未来几十年里，人类和机器肯定会发展出一种新的关系。如果这不仅仅是一种新的关系呢？如果人类已经不存在了呢？

超越凡尘

网络上有一段令人心碎的视频被观看了 2 000 多万次，它让我们看到，技术性永生可能有助于在年龄革命的远景中重新定义生命。在视频中，一个名叫娜妍（Na-yeon）的小女孩在公园里玩耍。她穿着一件紫色褶边连衣裙，戴着一条闪闪发光的发带。她肩上斜挎着一个粉红色的小包，上面印着她最喜欢的卡通人物。当她的母亲姬顺（Ji-soon）叫她时，她从一堆木头后面跑了出来。

"妈妈，你去哪儿了？你一直在想我吗？"小女孩来回摆动着手臂，微笑着对母亲说，"我很想你。"

"我也很想你。"母亲回答，她的声音颤抖着，眼泪顺着脸颊流下来。

两人在一张桌子旁边坐下，姬顺很快就把生日蜡烛插在蛋糕上，而娜妍用她的智能手机拍完照就咕噜咕噜地喝下了一碗海带汤①。两人一起吹灭了7根蜡烛，这些蜡烛代表娜妍活在世界上的7个年头。

"妈妈，别哭，我再也不生病了。"女孩说，"我们将永远在一起，对吗？"

视频中，这两个韩国人的外表、动作、声音和个性都很"逼真"。事实上姬顺是真实存在的，娜妍则只是一个幻象。3年前，这个小女孩死于血液病，年仅7岁。该场景是由韩国虚拟现实公司Vive Studios在娜妍还活着的时候开发的。他们用360度人体扫描仪对娜妍进行扫描，并在采访中捕捉她的声音、举止、动作、话语和想法。现在，姬顺可以随时与这个非常逼真的虚拟现实版娜妍互动。这种互动十分感人，我只观看了一分钟就不得不按下暂停键，尽管我并不是一个爱哭的人。

这只是技术将真实人物和虚拟存在之间的界限模糊化的一个例子。到2100年，我们将无法再区分两者之间的差别。想想人形化身机器人吧，这种技术试图将人类的智能及其主体与分离的、远程控制的身体配对。想象一下，你可以在任何时候去世界上的任何地方做任何事情，这一切都是即时发生的，是一种没有时间成本和金钱成本的旅行。这是我的好朋友、科学家、企业家和科幻电影制片人哈里·克卢尔（Harry Kloor）所设想的世界。他创作了《星际迷航：下一代》（*Star Trek: The Next Generation*）中的多集，并帮助创立了价值1 000万美元的ANA阿凡达X大奖。他还是Beyond Imagination的创始人，这是一家创建人形化身机器人的初创公司，你可以按天雇用这种人形化身机器人来为你办事。人形化身机器人可能首先应用于工业生产和救援等，这类工作往往过于危险或需要很多人力才能完成。克卢尔还描绘了一个世界，在那里，人形化身机器人可以照顾体弱者。"医生、护士或营养师可以利用人形化身机器人进入隔离区给传染病病人喂食，并照顾

---

① 在韩国文化中，过生日要喝海带汤。—— 编者注

他们。"他告诉我,"家人甚至可以'探望'他们。"这是达·芬奇手术系统的合乎逻辑的延展,该系统是一种机器人辅助手术设备,由现在市值 800 亿美元的 Intuitive Surgical 公司制造。通过达·芬奇手术系统,医生可以在不接触病人的情况下进行高度精确的手术。想象一下该系统的一个超高级别的版本,由脑机接口控制,能够执行任何任务。

这样的人形化身机器人将拥有全方位的视觉感知和全面的运动能力,由机器人身上的传感器和控制者身上的触觉套装辅助,将提供关于纹理、温度和力反馈的全方位的触觉感知。它们将拥有人工智能潜意识,以处理避障之类的事情。它们还将具有沉浸式气味感知功能,是现在的 Feelreal 的高级版本,而 Feelreal 可以使用气味发生器同时模拟多种气味。机器人专家正在努力开发外观、感觉、移动和行为都与人类一样的人形化身机器人。Engineered Arts 这样的公司用硅胶制造栩栩如生的机器人,它们不仅触感柔软,有逼真的头发和眼睛,还能做出令人信服的面部表情。这些机器人会眨眼,当你移动和做手势时,它们会用眼睛跟着你,还能用自然的声音说话和唱歌,在所有方面都很难与真人区分开来。它们非常逼真。

虚拟现实和化身系统都是被称为远程存在的研究领域的一部分。远程存在这个概念最早出现在 1980 年,由日本控制论工程师和机器人专家田智前提出。他的公司 Telexistence Inc. 开发了 H 型人形化身机器人,它的手指非常灵活,可以将物体表面的纹理细节传递给用户,用户能够通过它"洗碗、翻书,甚至刮掉粘在桌子上的胶水"。在远程存在领域耕耘了 40 多年后,田智前教授对这项技术寄予了厚望,希望它能使世界变得更美好,包括让残疾人重生、推动工业发展,以及助力慈善事业。"在电视上看难民营的新闻与运用远程存在技术直接到访难民营,以及亲自查看和询问难民情况之间有着天壤之别。虚拟人远程传输肯定会推动社会朝着更环保、能耗更低的方向发展。它将极大地提高人们的生活质量和生活的便利性,并改善人们的健康。"田智前教授热情洋溢地对我说。在未来,远程存在会令人着迷,而且几乎肯定会成为人们生活的重要组成部分。不过，操纵机器人化身或进入虚拟世界与长生不老显然是两码事。为什么我们要在关于永生的这一章中讨论远程存在呢？今天，我们讨论的是一个有血有肉的人从另一个身体去控制这些物理化身。然而，田智前和克卢尔等先驱设想的是拥有通用人工智能的化身机器人可以自主操作。让我们更进一步，如果控制化身机器人的人工智能实际上就是你呢？如果你的意识可以数字化并存储在云端，随时可以被你想要的计算设备或化身机器人访问，无论你原本的肉身是否继续存在呢？

这是"全脑仿真"项目的假设，该项目由瑞典神经科学家、未来学家、牛津大学人类未来研究所高级研究员安德斯·桑德伯格牵头。桑德伯格和其他人认为，用数字模拟大脑的所有神经元及它们之间交换的电化学信号是可能的。他们认识到，计算机操作类似于神经脉冲，就像脑机接口那样。如果我们能准确地识别出每一个想法、每一个动作和每一种情绪所产生的脉冲模式，那么就可以通过计算机程序进行复制。在量子计算和通用人工智能的帮助下，复制可以非常精确，以至于模拟的你与真实的你无法区分开来。

桑德伯格认为，在先进的扫描技术、显微镜和数学的帮助下，这是完全可能的。这些全脑仿真可以应用于任何场景，甚至可以在多个地方同时出现。想了解量子物理吗？你可以去找费曼或爱因斯坦聊聊天。需要有远见的商业天才来帮助你的公司完成下一次转型？你可以"下载"史蒂夫·乔布斯或托尼·罗宾斯。想为你的 150 岁生日举办盛大的庆祝派对？空中铁匠乐队的成员随时为你服务，他们无论在外貌还是表演上都与本尊毫无差别！这些全脑仿真甚至可以从新信息中不断学习和发展。桑德伯格致力于开发使全脑仿真成为现实的技术，以便和其他人继续了解世界。"谢尔盖，我相信这是可以做到的。当然，这需要很长的时间。"他说。

这让我陷入了沉思。如果我们的意识真的可以归结为 1 和 0（或者量子计算中使用的更模糊的计算模型），那么我们将如何区分你与你完美的计算机模拟化身？"假设你在这方面取得了巨大成功，"我问桑德伯格，"你认为我们的数字孪生兄弟会有什么样的主观意识？从意图和目的来看，这个模拟化身是真的你，还是只是一个没有生命的存在？"

"我认为虚拟化身实际上是一个有意识和情感的人，"桑德伯格说，"我们应该把它当作一个人来对待，并赋予它人权。那大脑仿真会是你个人身份的完美延续吗？我认为个人身份的延续是不存在的。我记得小安德斯这个孩子做了什么或想了什么，但这个孩子不会同意老安德斯的观点，我可能对未来的自己产生了怀疑。我们可以就我们是谁展开对话，但身份的连续性值得怀疑。实际上，我认为我们更像一种信息模式，在这种情况下，'我'能以多个动态副本的形式存在。"[14]

桑德伯格博士也许有了一些新的发现。当人们渴望飞翔时，他们首先尝试模仿鸟类翅膀的运动。莱特兄弟重新定义了空中飞行的概念，从而摆脱了束缚，成功实现了载人飞行。在实现永生的同时还能保住我们的肉身，这可能就是现代版的扇动的鸟翼。这种技术性永生或许将成为值得尝试的另一种方案。最近，尤瓦尔·赫拉利在哲学家、神经学家萨姆·哈里斯（Sam Harris）[①]的播客中表达了类似的观点："40亿年来，所有生命形式都是通过自然选择演化而来，所有生命形式都局限于有机领域……这种情况正在发生改变，我们不仅即将用智能设计取代演化……我们还即将让生命首次突破限制，从有机领域转移到无机领域，并创造出第一批无机生命形式。"

事实上，这种技术性永生并不需要我们完全生活在云端。你的意识可以被植入一个机器人化身，随着技术的发展，这个化身会不断升级，这样你就能永远保持与身体的关联。机器人手术先驱罗尼·阿博维茨（Rony Abovitz）是 Magic Leap 公司的创始人，该公司是增强现实领域的领军者。"你的人形

---

① 萨姆·哈里斯在他的著作《"活在当下"指南》中剖析了人们不快乐的根本原因，探寻提升心智的方法。该书中文简体字版已由湛庐引进，中国纺织出版社有限公司出版。——编者注

化身将像一辆旧车一样被丢弃，"阿博维茨告诉我，"每隔几年你就会换一个新的化身。你的数字化身则会一直存在，1 000 年后，它会与你的曾曾曾孙们对话。"

也许那个化身甚至可以是与你在生物学层面完全相同的克隆体，并植入了你的记忆和意识。在这种情况下，那个克隆人会是"你"吗？它和你会是同卵双胞胎吗？如果它犯了罪，谁来负责？它能坠入爱河并结婚吗？为了讲述这些未来发生的故事，我找到了奥斯卡奖得主、《指环王》导演、制片人兼编剧彼得·杰克逊，他继承了詹姆斯·卡梅隆的《阿凡达》系列电影的衣钵。他对这样的未来是否真的会到来仍然持怀疑态度。

"人类依赖于人与人之间的联系，"杰克逊认为，"我会爱上我的伴侣，但我不一定会爱上我伴侣的化身。你所掌握的知识让你幸存下来，但这些知识并不包括人类的本质。"

随着科学和假想的融合，人们发现，关于人类长生不老的可能性还涉及很多有趣的道德问题，它们以各种可能的形式存在着。这一重要主题将是第11 章的重点。

永生的道德

世界如何为
22 世纪做好准备

The Science and Technology of Growing Young

在幸福的国度里，每个孩子都应该有机会长生不老！

——乔纳森·斯威夫特（Jonathan Swift）
作家

这个世界能够满足每个人的需要，但无法满足每个人的贪婪。

——甘地
政治家、思想家

物竞天择，适者生存。

——查尔斯·达尔文
生物学家、进化论奠基人

在幸福的国度里，每个孩子都应该有机会长生不老！快乐的人们欣赏着如此多有关古代美德的活生生的例子，还有大师随时准备用前世的智慧来教导他们！[1]

在经典小说《格列佛游记》中，乔纳森·斯威夫特就是这样介绍虚构的卢格纳格岛上长生不老的人类的。如果你只阅读了这个故事的儿童版本，那么你可能看不到斯威夫特与黑暗的道德困境的对抗。在原著中，格列佛很快就了解到，长生不老远没有他想象的那么"幸福"。

90 岁时，他们失去了牙齿和头发。到了那个年纪，他们不再在乎口味，能得到什么就吃什么，也辨不出滋味，甚至失去了食欲。他们所患的疾病仍在继续，虽未增加，也未见减少。在交谈中，他们忘记了平常之物的名称，忘记了人的姓名，哪怕是他们最亲密的朋友和亲人的名字。[2]

一位 18 世纪的牧师对长生不老持如此悲观的看法，这并不奇怪。在出版《格列佛游记》时，59 岁的斯威夫特已经被认为是一位"老人"。多年来，他的身体一直不好，还患有痴呆症。当他在 70 多岁去世时，他确实是一位古稀老人了。在 21 世纪的今天，即使你在本书中了解了有关长寿的知识，关于极端长寿你仍有很多不可动摇的荒诞不经的观点，尤其是关于什么是可能的，什么是可持续的，什么是合乎伦理的。

这些故事反映了我们对衰老的强烈恐惧。对许多人来说，长寿是健康状况不佳、贫穷和对社会毫无用处的代名词。我理解为什么人们会有这样的感觉，在我亲爱的祖母于 96 岁去世之前，她在轮椅上度过了最后的 5 年。我们在本书中讨论的科学技术对大多数人来说都太超前了，他们对此毫无概念，也很难想象事情会以其他方式发生。因此，如果你对我们能在保持健康和头脑清醒的同时活得长久持怀疑态度，那你并不孤单。当然，这不一定是现实。正如尼尔·巴尔齐莱所说，长寿是指"在非常大的年纪以年轻的状态离世"。[3] 这正是发生在巴尔齐莱的著作《慢一点老去》中提到的超级人瑞身上的事：他们一直很健康，直到生命的最后一刻。

事实上，我们至今仍不知道一个健康者的寿命上限。"谢尔盖，衰老研究现在所处的阶段与亚历山大·弗莱明在 1928 年发现青霉素差不多。"大卫·辛克莱说，"他知道自己偶然发现了一种可以杀死细菌的东西，想象着它可能会有多大用处，但其他人还需要一段时间才能理解它能带来的好处。"[4] 也许我们所能期望的最好结果是可以相对健康地活到 115 岁。也许在你有生之年，很多人都能健康地活到 150 岁。到 2100 年，当你的孙子或曾孙出生时，很可能再也没有人认为他们最终会死去。没有人知道这些问题的答案。正如吉姆·梅隆（Jim Mellon）常说的那样："我们还处于互联网时代的拨号上网阶段。"[5] 然而，我们知道，在达到我们现在已知的明显极限之前，人类在目前的平均预期寿命之上至少还可以增加 35 ～ 40 年的健康的自然寿命。如果你现在还不到 50 岁，而且身体健康，那么你很有可能活到 100 岁甚至更久。如果你现在还不到 30 岁，那你活到 100 岁以上的机会就更大。下次你看到一个蹒跚学步的孩子时，要意识到 200 年后他很可能还能自如地走路。

有史以来，我们第一次真正接近于拥有大幅延长寿命和增进健康的能力。我们可以做到，问题是，我们应该这样做吗？

说到管理地球上的生命，人类有一段曲折的历史。在人类做出的一系列不良行为中，战争、饥荒、奴隶制、物种灭绝、生态剥削和经济差距是最糟糕且影响最为深远的。许多人明智地提出了关于极端长寿的问题：让地球上的人活到几百岁真的是一件好事吗？

我天生就是一个乐观主义者，我认为大幅延长人类寿命的好处远远大于坏处。实际上，在这件事上，我们可能没有选择。即使你觉得我们不应该永远地活着，但当你面对死亡或你心爱的人将要离世时，你会希望自己或所爱之人能"多活一天"。总是多享受一天健康的生活就意味着多活 1 年、10 年，直至"尽可能久"。

而且，这种情况正在发生。

那么，这会把我们带向何方呢？为了确保我们为地球上新的生命范式做好准备，我们今天应该思考什么？接下来，我们从可持续性和伦理问题这两个方面来讨论永生的道德。

永恒的生命，濒危的地球

"谢尔盖，"我的朋友亚历克斯对我说，"这绝对是我们最不需要的。"有一天，在美丽而阳光明媚的加利福尼亚州，我们在圣莫尼卡海滩边的百叶窗旁享用早餐。"看看我们给地球带来的压力，我们只应该活到 80 岁！人口的增长已经失控。气候变化几乎不可逆转。整个非洲都面临饥荒和缺水。我们制造的垃圾已经无处安放。雨林正在消失。空气和河流都被污染了。看看那片海洋。"他指着波光粼粼的太平洋做了个手势，"你能想象如果我们再活 50 年，我们会陷入怎样的困境吗？你是在提倡世界末日！"

这是一种我经常陷入的对话场景，而且不只是面对那些只看到负面影响、总感觉"天塌下来了"的人。比如，在这个场景中，我的辩论对手是一个非常聪明和客观的人。他拥有哈佛大学工商管理硕士学位。我们曾在麦肯锡一起工作。他既是一位成功的企业家，也是一个充满好奇心且知识渊博的读者和思考者。然而，在这个问题上，他是一个顽固的悲观主义者，而且他并非孤例。人们对灾难性的人口过剩的担忧是有充分理由的：有记录以来最热的 5 年都出现在过去 10 年内。[6] 每年有数十个物种因污染和栖息地丧失而灭绝。"大太平洋垃圾带"的面积不断扩大，现在已经是得克萨斯州的 2 倍。数百万非洲儿童正在挨饿。据估计，2020 年世界人口中有 9% 的人每天的生活费不到 1.9 美元，[7] 而且人口仍在增长，预计到 2050 年将增加 20 亿人。[8] 有人可能会认为，我们应该努力减少人口数量，而不是鼓励人们去追求"长寿和繁荣"。

我的好朋友悲观主义者先生和其他像他一样的人一起，很快指出了各种各样的现实问题和道德上的破坏，这些问题肯定来自人类战胜衰老的尝试。他们激烈地争辩说，从技术上讲，战胜衰老是不可能的（事实并非如此），而且肯定是灾难性的（事实并非如此）。这种观点就是奥布里·德·格雷所说的"促成衰老的催眠状态"。德·格雷说："那些十分理性、对其他问题都持开放态度的人，在对待战胜衰老的话题时，却莫名其妙地抵触辩论。"[9]

这些人的逻辑是有缺陷的。他们看到了问题，并假设这些问题将继续存在或无限恶化。与此同时，他们完全忽视了那些能够消除这种担忧的积极信息。这就是心理学家和逻辑学家所说的负面偏好，即我们倾向于关注坏消息而不是好消息。从进化生物学的角度来看，我们为什么不这么做呢？在我们的祖先中，那些关注世界上可怕事物和潜在危险的人更有可能存活和繁衍。顺理成章地，这一特质在今天仍然相当普遍。除了负面偏好，我们还有可能产生证实偏差，即只注意那些支持而不是挑战我们已有观点的信息的倾向。在两者的共同作用下，我们很容易在了解了当今世界的状况后，得出我们命该如此的结论。

不，事实并不是这样。自古以来，悲观主义者总是警告我们，末日即将到来。18 世纪的经济学家托马斯·罗伯特·马尔萨斯在 1798 年写了一篇文章，名为《人口论》，他在文章中预言人口过剩会导致大规模饥荒。马尔萨斯认为，农民将无法喂饱过剩的人口。他甚至建议（尽管不是认真的）人们"迎接瘟疫的回归"，以减少人口。然而，马尔萨斯所了解的农业很落后，只能通过体力劳动和以蒸汽为动力的简单机器来进行。他无法想象自动化农业设备、冷藏车和氮肥会彻底改变人类的自给能力。虽然贫富差距和粮食浪费问题必须得到解决，所有人才能享受到农业产出飞速增长带来的好处，但在过去的 40 年里，全球农业产出增长了 60%，只多使用了 5% 的土地。[10] 当前，精准农业使用传感器、超精确地理定位和无人机来提高作物产量，同时减少水和有毒化学品的使用。基因改造使抗病、抗旱的蔬菜具有更长的保存期。10 年后，实验室研发的细胞肉将取代被屠宰的动物。这一微小的进步会对环境产生一系列积极的影响，比如，减少家养动物排放的温室气体，雨林将不再被夷为平地以用作牧场，目前用于饲养牲畜的土地和水将转而为人类服务。与此同时，由于海水淡化技术的发展，现已受益的 3 亿人口和越来越多的人将获得充足的饮用水。[11]

这不仅仅关乎食物和水。在我年轻的时候，核能是唯一可选的"清洁"能源。太阳能和风能的应用被视为尚属边缘的实验项目。如今，可再生能源占全球能源消耗量的近 1/5。[12]1990—2010 年，美国的空气污染减少了 54%，[13]而在相关法规出台后的头 25 年里，符合清洁水标准的水体数量几乎翻了一

番 [14]。几年前，电动汽车还只是节约者和环保者在无奈之下做出的选择，但埃隆·马斯克和特斯拉的成功，迫使汽车行业将碳减排作为战略的核心。

我们甚至有理由对全球森林砍伐趋势的逆转持谨慎乐观的态度。2018 年，马里兰大学的科学家研究了美国国家航空航天局 35 年来的卫星数据，以评估全球森林砍伐的严重程度。他们做了最坏的准备，以为会看到糟糕的林业政策和贪婪的企业带来的悲惨后果。结果恰恰相反，他们统计的森林面积净增长为 224 万平方千米，增速超过 7%。中国和印度的国土面积分别位居全球第三位和第七位，由于其雄心勃勃的植树计划、环境保护意识的提高及农业发展的变化，两国的绿地面积每 10 年增加 5% ～ 10%。[15]

"得了吧，谢尔盖，"悲观主义者亚历克斯插话道，"你不是认真的吧？你谈论的只是针对极其危急的整体性问题的一个零散的权宜之计。地球正处于崩溃的边缘！我们正面临气候灾难，你还希望地球上再增加数十亿人吗？这是有限度的！"

关于这一点，我的朋友是对的。人口数量确实存在一个限度。全球人口不太可能达到 110 亿，大多数研究人员都认为这是人口可持续增长的阈值。根据皮尤研究中心 2019 年的一项分析预测，全球人口"到 21 世纪末将停止增长"。[16]《柳叶刀》2020 年的一项研究预测，全球人口不仅会停止增长，还将开始减少，从 2064 年的约 97 亿人减少到 2100 年的 88 亿人。全世界约有 23 个国家的人口将减少一半！[17] 人口减少的原因是出生率迅速下降。在 20 世纪 60 年代，全球育龄女性平均有 5 个孩子。随着发达国家城市化率、人们受教育程度及收入水平的提高，女性获得了更大的自主权。如今，女性平均只有 2.4 个孩子，不到其祖母所处时代生育率的一半。

"当全球人口开始减少时，无论人们怎么做，30 年内都将发生 21 世纪具有决定性意义的重大事件。"加拿大社会学家达雷尔·布里克（Darrell Bricker）和记者约翰·伊比特森（John Ibbitson）写道，两人合著了《空荡荡的地球》（*Empty Planet*）一书，"人口一旦开始减少，就永远不会停止。我们面临的不是人口爆炸的挑战，而是人口萧条的难题。"[18] 如果没有长寿的人类，地球可能真的会变成一个空荡荡的星球。当人类可以活得足够久，我们会迎来一个由老人组成的社会。在已知的历史中，世界人口中 65 岁以上的人的数量首次超过了 5 岁以下的人的数量。[19] 这种趋势被人口统计学家称为"银发海啸"，它将对经济和社会产生巨大影响。

年龄革命将使地球上的生命发生巨大的转变。就个人而言，我对长寿的人类与可持续发展的地球和谐共存感到非常乐观。智者擅长解决问题。我们正处于科技创新革命的风口浪尖，这场革命将使之前的一切相形见绌。无论我们是否愿意，这股创新浪潮都会把我们带向一个长寿的新世界。我们唯一能做的就是好好想想我们希望这个世界成为什么样的人类社会。

永生的道德

我想告诉你一个秘密。地球的可持续性并不是让我夜不能寐的主要原因，因为我相信擅长解决问题的人类将使彻底延长寿命持续下去。虽然我不太担心我们乘坐的这艘船在太多人的重压下沉没，但我确实有些担心我们能否让这艘船继续朝着道德进步的方向前进，正是道德水平的不断提升让我们走到了今天。尽管国家、种族、性别、宗教和社会阶层之间仍然存在竞争、争端和武装冲突，但从所有能够想到的标准来看，这个世界都比 200 年前更美好。和平、平等、正义和社会进步成为普世价值。毕竟，我们都是凡人，都要面对和经历生与死。

当我们不再是凡人时，会发生什么呢？当技术允许我们从充满人性过渡到拥有神性时，我们会一起完成这一转变吗？有些人会不会被落下，成为某种形式的二等公民？那些幸运地实现了极端长寿的人是会剥削其他人，还是帮助他们实现寿命的飞跃？极端长寿的前景将如何改变生活、爱情、生育、工作、赚钱、储蓄，以及人类作为一个社会和一个物种的组织方式？

这些问题构成了一种新的永生的道德，其中 5 个方面最有可能破坏我们所珍视的人类价值观：

- 巩固少数人手中的权力
- 富人与穷人之间的财富不平等
- 重塑维系当今社会的社会制度
- 决定人们生活方式的自由意志问题
- 传统的生命形式与升级后的生命形式之间可能发生的进化冲突

为了确保即将到来的年龄革命对所有人来说都是一场道德的、有益的革命，我们必须从现在开始解决这些问题。

权力的道德

如果权力导致腐败，绝对的权力导致绝对的腐败，那么当一个国家的领导人活到 200 岁及以上时会发生什么？长生不老的希腊众神以小气、钻营政治和渴望权力而著称。若想知道极端力量和长寿如何阻碍社会进步，我们不必去看奥林匹斯山上的希腊诸神，地球上就有这样的例子。

独裁者会将权力牢牢握在自己手里，直到他们变得坚不可摧吗？他们会将自己的大脑上传到各类化身中，并在被暗杀或死于事故后延续自己的统治吗？他们会将记忆、思想和情感作为一种精神控制形式植入人民体内，还是利用基因工程将人民改造成顺从的奴隶？未来的独裁者会禁止其他人长寿吗？

我的答案是否定的。我相信未来不会再有独裁者，不会再出现整个国家的人都有仇外心理，也不会再爆发世界大战。我不是从一个天真的理想主义者的角度这样说的，我这样说是因为世界已经走上了这条历史道路。在 20 世纪初，有 5 亿人被欧洲的殖民大国统治着，这些人所生活的地方占世界陆地面积的 84%；[20] 今天，这个数字接近于零。100 年前，奴隶制在世界上许多地方仍然是合法的；今天，它遭到人们的唾弃。一个世纪前，全世界的女性几乎都被剥夺了选举权；今天，几乎每个国家的女性都拥有投票权，并且各国在实现男女真正平等方面取得了巨大进展。

人类曾经见证了很多极为强大的独裁者的崛起。如今，只有少数几个国家的权力是由一个人掌握，它们是国际社会的弃儿。在没有民主的国家，互联网使政府很难控制信息。在 21 世纪即将过去 1/4 时，我们的前辈为之奋斗的自由正逐渐被越来越多的人接受。

独裁者很快就会成为历史，法老和恺撒就是先例。我们可能需要找到新的方法来更好地整合各个国家，就像我们在第二次世界大战后所做的那样。在未来的世界中，像联合国、世界卫生组织和欧盟这样的机构将继承制定基本规则，以及谴责不可接受的行为的传统。也许会出现专门解决长寿问题的新机构。无论解决方案是什么，我相信我们一定会找到。巨大的权力差距不会出现。然而，这只是我们将面临的第一个道德挑战。

财富的道德

今天，世界上最富有的 1% 的人的财富超过了其他所有人的财富总和。[21] 其中，前 2 000 位亿万富翁的财富超过了世界上其他人财富总和的 60%。[22] 在这些亿万富翁中，像理查德·布兰森（Richard Branson）这样的超级明星还拥有自己的岛屿。过去，遗产税等措施试图防止超级富有的家庭囤积巨额财富、掌握巨大权力。如今，免税门槛的提高和税法上的漏洞使富人变得更富有，而穷人的财富并不会增加多少。

财富不平等和经济不稳定是最受关注的问题，而且仍在逐年加剧。2019年，从圣地亚哥到德黑兰都爆发了大规模示威游行，有时甚至伴随着暴力。在长期以来被视为经济机会充足的美国，大约 1/4 的人还生活在贫困线以下。[23] 即使在 2020 年之前，美国在全球社会流动性的排名中已经下滑至第 27 位。[24] 2020 年，乔治·弗洛伊德（George Floyd）被警察枪杀，这一事件激起了那些受够了经济和社会不公平者的愤怒，这个结果完全在意料之中。

想象一下，当 100 岁被认为只是"中年"时，现在的这些"有钱人"到那时能积累多少财富！这正是《格列佛游记》中的卢格纳格人所担忧的。他们煞费苦心地阻止长生不老的斯特鲁德布鲁斯积聚财富：

> 一旦完成了 80 年的任期，他们就被视为法律上的死者。他们的继承人会立即继承他们的财产，只有一小部分留给他们以保证日常开销。如果他们没有财产，其花费则由公众负责。在任期结束后，他们就无法利用信托或收益，也不能购买或出租土地。他们也不能在任何民事或刑事案件中作证，即使是在有限度的裁决中。[25]

未来也有可能出现另一种情况，即永生者发现自己无法跟上不断变化的世界。例如，如果他们的储蓄因通货膨胀而大幅缩水，退休年龄又延长了几十年，那会怎样？这并非不可能发生的事情。2015 年，世界经济论坛估计，人们安然退休所需的资金与其实际拥有的资金之间的差额为 70 万亿美元。预计到 2050 年，这一差额将飙升至 400 万亿美元。[26] 老年人还能成为某种"享受福利的阶层"吗？政府将如何提供这样的福利？

我们也可以设想一下最糟糕的情况：如果长生不老成为只有特权阶层才能享受的待遇，而穷人在 80 岁或 90 岁时遭受痛苦并"过早"死亡，那该怎么办？这也并非不可能。如今，医疗保健的可获得性及质量在很大程度上取决于个人的收入。"与经济流动性一样，健康深受地域的影响。邮政编码比遗传密码更能决定健康状况。"《波士顿评论》(*Boston Review*) 如是说。[27] 米尔肯研究所未来老龄化中心主席保罗·欧文 (Paul Irving) 著有《老龄化的好处》(*The Upside of Aging*) 一书，他经常就长寿不平等这一主题撰文和演讲。"在美国的各个城市，"他告诉我，"你会看到，在不同邮政编码的地区之间，居民的平均寿命相差 15 岁或以上。"[28]

与今天那些无法承担大学学费，也买不起房的人一样，未来的穷人是否会无法承担实现极端长寿的开销？极端长寿会具有极强的排他性吗，就像现在乘坐维珍银河公司的太空船进行太空飞行一样？以延年益寿为目标的医疗保健是否会成为 2090 年民权运动的热点？民权运动的口号会变成"全民永生"而非"全民医疗保险"吗？

事情是这样的，所有对经济不平衡的合理关注和所有对未来隐患的担忧并没有影响经济趋势线，其走势仍然是向上的。对世界上的大多数人来说，今天的生活比几十年前要好，而且好了不是一星半点儿。前现代社会的贫富差距要比现在严重好几个数量级。剔除通货膨胀因素后，现在的全球人均收入是 1950 年的 4.4 倍。[29-30] 同期，全球贫困率从 29% 下降到 12%！[31]

技术将为当今世界上最贫困的地区带来教育、医疗和机会，从而加速缩小贫富差距。新的模式将会出现。也许到 2100 年，全民基本收入和延长寿命的平等机会将被视为公共产品，就像今天的教育和养老金制度一样。随着通用人工智能和机器人化身的发展，以及人类寿命的不断延长，我们所熟知的工作甚至有可能完全消失。也许未来的人会对 20 世纪面对原始电脑伏案工作的上班族嗤之以鼻，就像我们现在批判奴隶制和血汗工厂的野蛮行径一样。

我相信年龄革命的分布格局将比你想象的要均衡得多。从前，一些香料、纺织品甚至镜子都被视为奢侈品。想一想，航空旅行、手机和电视机的成本是如何下降的，甚至像特斯拉这样的豪华车的成本在过去 10 年里也降低了 1/3。年龄革命也将是如此，即便不是因为道德因素，也会因为务实精神。未来学家安德斯·桑德伯格说："你可以想象这样一个社会，那里的富人希望自己能够长生不老，但不希望穷人也能如此。在邻近的另一个社会中，每个人都能获得长生不老的机会，因而经济发展得更好，并将很快超越那个精英社会。" [32]

最让我受鼓舞的是，我知道贫穷会在 21 世纪被彻底消除。以当前技术发展的速度，我们必须做到不破不立。然而，社会习俗并没有我们想的那么简单。

社会制度的道德

学习 20 年，30 岁结婚，有 3 个孩子，工作 40 年，每 5 年换一次工作，65 岁退休，80 岁去世。大多数人都过着这种生活，或者相差不多，有的结婚，有的离婚，有 1 个或 2 个孩子。不过，100 多年来，人们的生活确实发生了变化。如今，人们结婚晚了，离婚更普遍了，孩子更少了，从事着前辈从未想过的职业。尽管如此，这种生活常态仍是基于人们的寿命很少超过 100 岁。那么，当人均寿命达到 200 岁时会发生什么呢？

家庭可能首当其冲。现在的婚姻平均持续 8 年。当我们的寿命延长到现在的 3 倍时，我们会结 5 次婚或更多次吗？我们会同时与几个人结婚吗？或者干脆不结婚？也许以繁衍后代为目的的性行为将被基于配子贡献的父母合作所取代。第三方实验室将根据最新的科学成果和父母的个人喜好，对双方贡献的遗传物质进行清洁、编辑和优化，父母双方则签订一份合同来分配抚养孩子的责任（和乐趣）。如果 120 岁的曾祖父母不用忙于照顾 170 岁的高祖父母，他们可能会帮忙抚养孩子。根据我们的外貌、言语和思维方式创造出来的化身机器人也可能承担这项工作。

教育也将发生变化。我们所说的这个孩子可能会通过日常智能设备服用智能药物，并且通过脑机接口直接植入知识。我们接受"教育"也许是持续地将所有已知信息实时下载到身体互联网上，就像现在你的智能手机上的应用程序会自动更新一样。也许我们会认识到，我们不可能跟上通用人工智能的脚步，因此只是简单地将学习任务委托给我们的量子化身。

那么工作呢？如果我们能够保持身心健康，很可能永远不需要退休，可以一直工作下去。同样可能的是，我们根本不用工作。如果我们能把学习任务委托给我们的化身，我们可能也会让它们将学到的知识应用到工作中。机器和计算机可以承担起"成年人"的所有责任，我们则去游泳、弹钢琴、领取全民基本收入、享受数百年梦想成真的好日子。

这些机器也会接管政府吗？如今，政府面临的重大挑战诸如腐败、基于党派政治而非事实的行动，以及对更大利益的关注，等等。通过使用完美的通用人工智能增强算法来管理社会各个方面的运行，这些问题都可以得到解决。再也没有人会抱怨他们的利益没有得到公平的对待，因为算法做出的每一个决定都会遵循概率上最理想的行动方案。

宗教还会存在吗？古往今来，人们的故事和信仰都是基于有限的寿命。"你一生中最重要的事件发生在你死后，它赋予你所经历的一切以意义。"历史学家尤瓦尔·赫拉利说，"在一个没有死亡的世界里，没有天堂，没有地狱，没有轮回，因而基督教和印度教等宗教完全没有意义。"[33]这将对目前的道德、伦理和慈善事业产生什么影响？在一个每个人的可控命运完全由算法决定的世界里，我们对上帝还有什么用处吗？这种算法会成为许多人一直等待又意想不到的救世主吗？

在人类社会制度方面，长生不老带来了一些非常深刻的问题。毫无疑问，它将改变信仰、文学、电影和音乐，但我们会适应和改变，我们总是这样。从核心家庭到教堂，再到构成工作环境的建筑，所有的社会结构实际上都是构筑物，它们并不是一成不变的。社会规范也是如此，有兴盛，也有衰落。人类的美德随着时代的发展而演变。我不知道什么会改变，什么会变得更好或更坏。不过，我们可以控制社会的变化，以及人工智能将在这种变化中发挥的作用。我们可以决定我们想要保留什么、抛弃什么。在面对奴隶制、宗教冲突、妇女权利、种族隔离、跨种族收养等问题时，我们都做到了这一点。我相信我们的判断。

自由意志的道德

即使我们能保证每个人都拥有一个永远美丽、功能健全的身体，有些人也不愿意永远活着。也许关于永生的道德最令人烦恼的问题是：一个没有死亡的世界会是一个没有意义的世界吗？

伊齐基尔·伊曼纽尔（Ezekiel Emanuel）是肿瘤学家、生物伦理学家和坚定的反永生论者，也是芝加哥市前市长拉姆·伊曼纽尔（Rahm Emanuel）的兄长，他赞颂了死亡给人类带来的好处。他写道："它的特殊性迫使我们思考生命的终结，思考最深刻的存在主义问题，思考我们想留给子孙后代、社会、同胞、全世界的东西。"[34]

几个世纪以来，诗人、冒险家、科学家和商人一直梦想着能够永葆青春和长生不老。当它真的实现时，我们会为摆脱衰老的束缚、获得自由而高兴吗？或者，如果没有死亡，活着会失去意义吗？这有点像《伊索寓言》中的一个故事的相反推论：一位老人弯着腰在路边拾柴，"他再也无法承受重担了，任由背上的柴火滚落在路边，他坐在上面哀叹自己的悲惨命运。自从来到这个令人伤心的世界，他感受过什么是快乐吗？从黎明到黄昏，只有毫无回报的辛劳！家中只有空荡荡的橱柜、不满的妻子和不听话的孩子！他祈求死神将他从困境中解救出来"[35]。然而，当死神听从他的召唤突然出现在他面前时，老人改变了主意，请求举着镰刀的死神把那捆柴火放回到他的背上，这样他就可以继续劳作并艰难地活下去。这则寓言告诉我们："许愿要谨慎，它真的有可能实现。"

对一些人来说，永远不会死也许同样糟糕。当我们成功地消除了死亡，一些人会后悔吗？社会将如何看待那些选择不服用不老药的人？会像我们今天对待那些企图自杀的人一样吗？我们会像现在给辅助安乐死的医生定罪那样，给那些没有服用不老药的人定罪吗？为了挽救他们的生命，我们会控制他们并强行对其实施长寿治疗吗？面对永生，我们将如何处理自由意志？

今天，人们可以选择是否每年进行一次乳房 X 光检查或结肠镜检查。当我们拥有一个随时向人工智能医生报告我们的生命体征、自动管理着我们所需药物的身体互联网时，选择死亡会成为一种人权问题吗？当"生存算法"与脑机接口相结合，接管了我们的健康决策权，这会是某种强加的未来形式的错失恐惧症吗？"错失恐惧症"一词由帕特里克·J. 麦金尼斯（Patrick J. McGinnis）创造，他也是同名畅销书的作者。他告诉我："从最早的人类开始，我们的 DNA 就一直教导我们，我们要像角马一样团结在一起以保护彼此。这是一种生存机制。"[36] 未来，我们会被迫随波逐流吗？我们能够选择按下一个相当于"不施行心肺复苏术"指令的按键吗？也许，因老而亡将像 21 世纪的堕胎一样，"我的死亡我做主"。

虽然这些问题在今天听起来确实令人困惑，但这与人类一直在进行的存在主义思考没有什么不同。质疑我们的人生目标与探寻人的本质非常接近。从单细胞细菌到人类，努力生存是所有生命发展的驱动力。我相信，我们的子孙后代将维护我们的选择自由。一旦真的有能力活得像我们希望的那样久、那么好，我相信大多数人都会选择健康长寿的生活。

进化的道德

未来，我们可能还需要应对另一个挑战。到目前为止，进化过程仅限于自然选择。我们在第 7 章探讨过，基因工程不仅可以帮助我们消除遗传性疾病，还可以用于繁育具有身体和认知优势的设计婴儿。我们从第 8 章了解到，仿生增强技术既可以帮助我们替换衰竭器官，也可以用于增强普通人的能力。

在未来，一些人可能会受益于基因、假肢、纳米技术和脑机接口，这些技术使我们能够更好地控制周围的世界。有些人甚至可能跨过门槛，从单纯的人类变成技术上永生且完全虚拟的化身。当这种情况发生时，会不会出现新版的适者生存或升级人类和传统人类之间的进化冲突？人类天性中的恶会再次困扰我们吗？是否会有一场全新的优生学运动来支持这些 22 世纪的"超人"呢？模拟人可能会参与街头暴动，抗议这一新的、升级的领主阶层的特权。至于由几乎可以以假乱真的硅胶外壳和上传的思维制成的虚拟人，他们可以发表慷慨激昂的演讲，组成社会联盟，以获得参与投票和拥有财产的"人权"。我们可以想象到的诸如此类的反乌托邦场景还有很多。

事实上，现在的我们不可能完全解决这些未来的问题。在每个时代，人们都面临着可怕的新挑战。1953 年，《原子科学家公报》恬不知耻地宣布，距离核末日时钟敲响只剩下"午夜前的 2 分钟"。尽管核军备竞赛及其引发的恐惧持续了几十年，但核战争并未爆发，冷战也在 1991 年正式宣告结束。新技术带来了新的恐惧，随之而来的是新的解决方案。在这个过程中，我们总是犯错，所以必须保持警惕。最终，我们总能创造一个更美好的世界。

"问题在于，我们如何将最好的价值观与这些强大到近乎神明的技术结合起来。"杰米·梅茨尔告诉我，"未来会出现一个超人阶层吗？当然。现在，我们的社会已经存在如此巨大的差异……那么，为什么我们现在不践行自己的价值观？这样当我们走向未来时，我们就会知道自己是谁。作为一个整体，我们可以一再划定红线来界定什么是好的、什么是越轨了的。"[37]

应该战胜衰老吗

在前文中，我向你们保证我们可以战胜衰老，而且我还问，我们是否应该这样做。

我的回答是，我们应该这样做。现在就来探讨这个问题。

我们所面临的环境风险和道德风险令人生畏，大多数人的行为相当自私且不负责任。这是一种被称为双曲贴现的认知偏差的一部分，即人们倾向于看重较小的短期回报，而不是较大的长期利益。我们追逐短期收益，如同转盘上的老鼠，疯狂地寻求领先，而不关心真正要去哪里。我们因种族、阶级、性别、世代、政治派别和国籍而相互争斗。我们堆积如山的账单等待着下一代来偿还。我们逃避对未来的责任，心里想着：不管怎样，我们百年之后就无须面对这些后果了！

有人可能会把这称为人性，即演化力量中有利于适者生存的黑暗面，其他人可能会指出社交媒体的腐败效应，还有人可能将其归咎于腐朽的资本主义。无论原因是什么，这种行为的结果很容易转化为无法呼吸的空气、无法饮用的水、集中的权力、贫富的差距、社会制度的崩塌和自由意志的丧失。我完全理解长生不老的批评者对彻底延长寿命持反对态度，围绕着永生的道德问题确实很沉重。

那为什么我对未来仍然无比乐观？人性中最糟糕的部分是由恐惧驱动的，比如对错失的恐惧，对被利用的恐惧，对孤独或被遗弃的恐惧等，所有的恐惧最终都会归结到每个生物都要面对的最大恐惧，即对死亡的恐惧。如今，唯一能约束全人类的事件就是死亡。我们的生命转瞬即逝。如果能约束未来所有人的事件是永生，那会怎样呢？随着对死亡的恐惧大大减少，我相信到年龄革命完成时，人类将比以往任何时候都更负责任。如果你知道100年后你仍然活着，那么你的生活、饮食、投票、生育、储蓄、投资和其他方面都很可能发生变化。跟现在相比，你可能愿意为遥远的未来投入更多。

你可以称之为集体责任的必要性。这意味着人们要更多地跨国界、跨民族、跨宗教、跨文化、跨性别、跨世代地相互负责。这就如同我们身处同一条船上，只在船的一边划桨或只在进水的船中间舀水救援是没有用的。如果一些国家采取行动，而另一些国家不采取行动，应对气候变化的努力就无法取得成效。如果利用最先进的现代技术和物流来消除饥饿仅在瑞典有效，而在斯威士兰无效，那将毫无意义。如果只有富人和特权阶层才能享有超长的健康寿命，那将是一种失败。如果我们不能调整社会制度，让老年人无论健康与否都能参与进来并得到照顾，那么接近永生将是一场灾难。

作为一个整体，我们需要更加负责任，并思考我们的行动、政策和教育带来的长远影响。这不是一个让世界变得更美好的唯心主义的、摇摆不定的论点。我并不是建议大家围坐在篝火旁一起唱歌。我的意思是，让所有人享受年龄革命的红利才符合所有人的最佳利益。

全球化和互联网让我们更加紧密地联系在一起。今天，一个克利夫兰人坐在电脑屏幕前就能看到开普敦或加拉加斯正在发生的事情。为此，梅茨尔领导的"共享世界"（OneShared.World）运动提出了一条全球性的相互依存宣言，呼吁形成一股"全面包容的全球政治力量"，帮助解决未来的健康、经济、环境、社会和生存等问题。全世界的人对范围更广的社会表征的渴望越来越强烈。与老一辈相比，千禧一代不仅联系更紧密，而且不在意物质享受。今天，社会结构和对事物的定义多种多样，这在10年前或20年前都是不可想象的。极端长寿带来的困惑乍一看像是障碍，但也可以成为契机，促使我们摆脱金钱的控制、更具社会意识和同情心、更民主，并成为更好的自己。

当约翰·F. 肯尼迪宣布美国将把人类送上月球时，他并不知道如何或何时才能实现。他只知道这是可以做到的，而且这样做会推动人类的发展。"我们选择登上月球……和做其他事情，"他说，"不是因为它们容易实现，而是因为它们困难重重，因为这个目标将有助于组织我们的力量并考验最顶尖的技术。"当我们专注于这项任务时，没有什么是我们做不到的。我们知道了如何使太空旅行成为现实，我们也将知道如何延长寿命。我相信登月能成功，你也应该相信。

这也是我选择赞助 X 大奖基金会组织的健康寿命 X 大奖项目的原因，这是一个全新的项目，以长寿为主题。通过这个项目，地球上一些最聪明的人聚集在一起，试图找出实现年龄革命的障碍。我们已经确定了需要战胜的重大挑战和必须取得的突破。我们还创建了激励和奖励长寿领域关键突破所需的框架。我相信，与彼得·戴曼迪斯、雷·库兹韦尔、奥布里·德·格雷、大卫·辛克莱、尼尔·巴尔齐莱、辛西娅·凯尼恩、埃里克·威尔丁、乔治·丘奇、玛蒂娜·罗斯布拉特，以及你在本书中遇到的其他杰出的长寿先驱一起，我们将成功地创建一个世界。在那里，社会更公正、更富有同情心，人们不仅能活得更久，而且更健康、更快乐。

我知道不是每个人都会同意我的观点，对此，我并不介意。然而，我不同意那些反对长寿者的观点，他们只关注人类最坏的倾向，并信口开河地说消除死亡是不道德的。我们不是出于傲慢或仅仅为了消除死亡而寻求消除死亡。我们寻求的是消除疾病和痛苦。我们寻求的是获得生命和健康的平等机会。我们寻求给尽可能多的人在智力、精神和社会上成长的机会。我们寻求延长人类幸福、健康和富有成效的生活。我们希望尽可能多的人在尽可能长的时间里做出尽可能大的贡献。最终，我们希望帮助人类实现其最雄心勃勃的梦想，并通过克服这个过程中可能存在的最大挑战来激发其最大的生命潜能。

消除死亡并非不道德，真正不道德的是什么事情都不做。

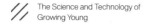

助你赢得年龄革命的十个建议

让食物成为你的良药，你所需的药就是你的食物。

——希波克拉底
医学之父

无论你把思想放在哪里，身体都会跟随。

——埃伦·兰格

站起来！

——詹姆斯·布朗（James Brown）
放克音乐家

　　如果你还不到 60 岁，身体相当健康，我相信，在你有生之年，你将见证年龄革命近景中的一些具有开创性的医疗进步，甚至有可能看到年龄革命远景的曙光。如今，基因工程已经得到广泛应用。仿生的手臂、肺、肾脏和心脏已经出现，替代器官的 3D 生物打印技术再过几年也将成熟。有朝一日可将人类寿命延长 30% ~ 60% 的先进药物正在进行早期临床试验。干细胞治疗和细胞重编程在动物试验中产生了惊人的效果，不仅逆转了它们的年龄，还延长了它们的寿命，不久之后可能就可以应用在人类身上。新一代的诊断设备不断改进，可以持续监测你的身体是否有生病迹象。有了这些惊人的新技术的帮助，在明天和达到长寿逃逸速度那一天之间的时间线上的某一时点，你将能够逆龄生长，越活越年轻。

无论长寿逃逸速度和生物性永生是否真的能够实现，对当今世界上的大多数人来说，至少活到 100 岁是可以实现的。在美国，50% 的人现在已经过了 83 岁，25% 的人已经过了 90 岁。在日本，现在出生的 51% 的女孩和 27% 的男孩预计将活到 90 岁。展望未来，对那些保持健康生活方式的人来说，这些数字只会进一步增加。现在的中年人仍然可以多活 10 ～ 15 年，而对 20 多岁的人来说，多活 25 年更是易如反掌！[1]

如果你想活得更久，那么我给你的建议是，现在就走上通往长寿逃逸速度的道路。也就是说，你要尽可能长时间地保持健康，直到你能够享受下一个长寿创新领域的科技成果带来的益处。在今天尽一切可能延长自己的寿命，你才能利用上人类在未来几十年内不断取得的科技成果。这就像玩美式橄榄球，每次你把球向前移动 9 米左右，你就会得到继续玩下去的机会。这就是雷·库兹韦尔和特里·格罗斯曼建议读者"活得足够久，直至永生"的意思。[2]

"我应该怎么做，谢尔盖？"我经常被问到这类问题，"从今天开始，我能做些什么，才能走进年龄革命的近景，甚至是远景？"

好的，那么就从今天开始，践行以下十条可以帮助你延长寿命的建议。

定期且全面地检查身体

约翰·F. 肯尼迪说过一句名言："阳光明媚的时候是修缮屋顶的最佳时机。"正如前文所述，早期诊断对于预防疾病和与年龄相关的衰退至关重要。这条建议成为清单上的第一条并非偶然。尽管我知道，目前并非每个人都能有机会进入先进的精准医疗中心，如第 5 章提到的人类长寿公司，但我建议你在力所能及的范围内定期进行尽可能全面的身体检查。

你至少应该每年进行一次全面的体检，包括血常规检查、代谢血液生化检查和甲状腺检查，以检查是否缺少维生素 D、维生素 B、铁和镁等营养素。如果你有不安全的性行为，你也应该检查一下是否有性传播疾病。

大多数医生建议 40 岁以上的男性进行前列腺检查。1/9 的男性在一生中会罹患前列腺癌，他们的发病时间几乎都在 50 岁以后。如果能及早发现，患者的存活率几乎可以达到 100%。如果等病情发展到第 4 阶段才发现，患者的存活率会下降到 31%。[3] 结肠镜检查的情况大致相同。结直肠癌在美国的男性和女性中都是第三大常见癌症，早期发现的病患存活率为 90%，随着时间的推移，这个数字会下降到 14%。[4] 40 岁以上的女性应该每年进行一次乳房检查，包括 X 光检查和超声检查，偶尔进行一次巴氏涂片检查，看看是否患有乳腺癌、卵巢癌和宫颈癌。你可以向你的医生咨询应该进行哪些检查，你的医生可能会根据你家族的癌症史、心脏病史或其他问题，建议你做额外的检查。

我在本书中提过的直接面向消费者的诊断测试好不好呢？ 23andMe、星云基因组、DNAfit、Chronomics、Viome 和 Thryve 等公司均提供直接面向消费者的诊断测试，这种测试能够在早期洞察你的健康状况，为研究你的基因、表观基因组和肠道菌群提供了方便、低成本的方法。这些测试真的值得做吗？老实说，目前这些测试的诊断能力相当有限，我们还需要对基因、表观遗传状态和微生物群与各种疾病之间的关系进行更多的研究。这并不是说这些测试是无用的。远非如此！你还记得我们讨论过的个性化医疗吗？你越早开始为自己的"健康"状况设定基线，随着时间的推移，医疗保健的应用就越有效。除此之外，对全世界大约 5% 的人来说，仅仅知道自己有什么基因就可以决定生死。遗传学家乔治·丘奇这样向我解释：

> 谢尔盖，这就像在车里系安全带一样。你很可能并不需要它，很少有人会遭遇车祸。大多数人系上安全带通常都是多余的。然而，如果你恰好是这 5% 中的一员，安全带会救你的命。

一旦识别出导致各种遗传性疾病的基因突变，你就可以采取积极的行动来预防疾病，并保持更健康的生活方式。有些测试服务甚至会根据你的特定基因组、表观基因组和微生物群提供个性化的建议。

我们现在已经掌握的自助诊断方法也不容忽视。智能手表可以告诉你很多关于心血管健康的信息。痣检查应用程序可以帮助你预防皮肤癌。睡眠追踪穿戴设备可以帮助你监控你的睡眠情况。对于那些实行热量限制、生酮饮食或仅仅观察自己的血糖水平的人，许多低成本的设备可以用来监测血液中的生物标志物。当然，我们也不要忽视传统的浴室秤，毕竟肥胖是疾病最大的独立预测因素之一。

无论你现在的健康状况如何，拉丁谚语"提前得到警告就能事先做好准备"（Praemonitus, praemunitus）对你都是适用的。你最好检查一下！

改掉你的坏习惯

假设你的目标是过早死亡，你只需香烟、酒和糖这三种东西就能做到这一点。我知道，这听起来像你妈妈说的话。别怪我，你妈妈说得对。你最好听她的话。如果你没有听她的话，那现在听我说吧。

吸烟

很显然，吸烟是想要长寿的人的最大禁忌。根据美国疾病控制和预防中心的数据，吸烟导致美国每年 48 万人死亡，约占总死亡人数的 1/5！ 90%的肺癌死亡和 80% 的其他肺部疾病都是由吸烟引起的。吸烟会使冠心病和中风的发病风险增加 2 ～ 4 倍。它还会使你患癌症的风险增加至少 25 倍。[5]有人将香烟称为"癌棒"，这一点也不夸张。

现在，当谈到吸烟与长寿时，总会有人提到自己年长的亲戚，说他们每天抽两包烟，直到 106 岁去世，或者想起传奇的细长雪茄爱好者温斯顿·丘吉尔活到了 91 岁。事实上，少数人确实拥有长寿基因，这种基因可以保护他们免受吸烟造成的最严重的身体伤害，而你很可能没有这样的基因。事实上，如果丘吉尔不吸烟，我们无法预估他会活多久。据统计，吸烟会使一个人的寿命缩短 10 年。[6]

戒烟的困难之处在于尼古丁会使你的大脑释放多巴胺，这是一种让身体"感觉良好"的神经递质。在大脑中，伏隔核是一个负责处理奖赏和强化的区域，它与前额叶皮层（"思考大脑"）、杏仁核（"情感大脑"的一部分）和海马体（学习和记忆中心）相连。这些大脑区域一起开了个小小的会议并决定：我们非常喜欢吸烟，并打算继续这样做！想忘掉吸烟的欲望就像想忘记如何游泳或骑自行车一样难。一旦它在那里，它就一直在那里。经过 4 年的重度吸烟过程，1994 年 8 月 15 日，我终于戒掉了这个习惯。我终于能够再次体验大自然的多样气味和食物的味道，这是我戒烟得到的额外收获！

如果你是一个吸烟者，还无法放下手中的香烟，亚伦·卡尔（Allen Carr）的著作《这书能让你戒烟》（*Easy Way to Quit Smoking*）或许可以帮到你，这本书之所以畅销全球是有原因的。我的朋友维申·扎克雅礼（Vishen Lakhiani）是在线个人成长平台"心灵谷"的创始人，他推荐保罗·麦肯纳（Paul McKenna）的催眠方法。数以百计的应用程序也可以帮助你改掉这个习惯。Pavlok 等可穿戴设备甚至可以记录你吸烟时手放到嘴上的动作，当它识别出这个熟悉的动作时，它会给你轻微的电击！如果这些方法都不管用，你就得考虑和医生讨论一下尼古丁贴片和口香糖能否帮助你戒掉烟瘾，或者服用像 Chantix 和 Zyban（又名 Wellbutrin）这样的戒烟药物。

喝酒

这是影响长寿的三种致命罪行中的第二种。对我和许多人来说，戒酒都是最难的。适量饮用红酒可能对心血管健康、大脑健康和新陈代谢有积极影响，[7] 不过，所有的酒都会缩短人的寿命。经常大量饮酒会损害肝脏和胰腺，引起高血压，增加心脏病和中风的发病风险，引发免疫系统紊乱，导致早发性阿尔茨海默病，并影响 200 多个健康指标。据世界卫生组织统计，全球每年约有 300 万人死于过量饮酒，这大约占总死亡人数的 1/20。[8] 即使酗酒的你没有死，也可能出现健康问题，使寿命缩短几年。

酒精最可怕的地方可能是它的致癌能力。当你喝酒时，酒精会被肝脏中的乙醇脱氢酶分解，这种酶将酒精转化为一种名为乙醛的化合物。这有什么问题吗？当然，乙醛是一种已知的致癌物，与乳腺癌、肠癌和其他 5 种癌症的风险增加有关。[9]

如果这还不足以引起你的重视，那我告诉你，大多数酒都是由水果、谷物或淀粉质蔬菜酿成的。这意味着它们含糖量很高，而糖是影响寿命的最后一种致命物质。过量饮酒最终会降低血糖，因为你的胰腺会努力恢复平衡，这往往会让你感到饥饿并暴饮暴食。因此，与轻度饮酒或不饮酒者相比，重度饮酒者肥胖的概率要高出 70%。[10]

你可能会问："谢尔盖，那你在第 9 章中告诉我们的潜在长寿分子白藜芦醇呢？"那些因食用白藜芦醇而活得更久的酵母、蠕虫和小鼠呢？是的，我知道，黑比诺、马尔贝克和小西拉等葡萄酒中含有高浓度的白藜芦醇。事实上，这些葡萄酒可能的确比其他葡萄酒更有益健康。不过，关于葡萄酒对健康的益处仍然存在一些争议。为了达到让白藜芦醇真正发挥效果的程度，你每天需要喝 3 升红酒。其实，你可以从葡萄、花生、蓝莓和蔓越莓中获得白藜芦醇，从而避开酒精的危害。

每个周末最多喝一两杯葡萄酒。酗酒的潜在危害太大，你不应该过度饮酒。

吃糖

俗话说，蜂蜜比醋能杀死更多苍蝇。事实证明，糖杀死的不仅仅是苍蝇。在我们所有的坏习惯中，吃糖可能是最容易被忽视的，而糖是健康杀手。别误会我的意思，一定量的甜食对能量的产生和良好的大脑功能是必要的。通过一个名为细胞呼吸的过程，血糖被转化为三磷酸腺苷，即人体的"能量货币"。如果你的血糖极低（低血糖症），你可能会出现心悸、疲劳和思维混乱。糖以多种形式存在于大多数食物中，除非你患有糖尿病或处于糖尿病前期，否则你不太可能有低血糖问题。

在灵长类动物的大部分历史上，资源总是匮乏的，也没有外卖送餐软件为其提供服务。如果一个狩猎采集者善于寻找香甜的浆果或自然生长的可食用根，那他的生存机会将大大增加。今天，美国人的饮食中实在是含有太多的糖，这些食物包括早餐麦片、烘焙食品、含糖软饮料、快餐、冷冻蔬菜、水果罐头、酸奶、沙拉酱，以及你能想象到的几乎所有其他加工食品。成年人狼吞虎咽地吃下甜甜圈，并在咖啡里加糖。糖是一种强效的药物，而制糖业是一个强大的推动者。制糖业将所有责任推给脂肪，通过炮制科学研究以夸大糖在治疗膀胱癌和心脏病中所起的作用，以及影响政府制定营养指南，这些都被记录在案。[11]

糖引起了很多危害健康的流行病。随着时间的推移，过量的糖会让胰腺受到损伤，胰腺会停止生产胰岛素，而在正常情况下，细胞本该"关闭"并停止接受葡萄糖。当你摄入的糖超过身体的需要时，它就会转化为脂肪。这些因素共同导致了一系列健康问题，医生将其统称为胰岛素抵抗综合征或代谢综合征。通常情况下，如果患者腹部脂肪过多、血压高、血液中甘油三酯高、低密度脂蛋白（"坏胆固醇"）高和空腹血糖高，医生就认为患者患有该综合征。胰岛素抵抗综合征会使你罹患心血管疾病的风险增加 14% ～ 23%，患糖尿病的风险增加 42% ～ 66%。[12] 在几百万年前，人类将糖储存在体内可能是有益的，但今天，肥胖会使人类的预期寿命缩短 5 ～ 20 年。[13]

记住，引起问题的不仅仅是纯糖。水果是均衡饮食的重要组成部分，富含营养和纤维。然而，它们的果糖含量也很高，因此必须适量食用。果汁中添加了浓缩糖。碳水化合物包括面包、大米、其他谷物、大多数咸味零食、土豆、山药，以及许多种类的蔬菜，最终也会分解为葡萄糖。我的好朋友、神经学家、多部畅销书的作者戴维·珀尔马特认为，碳水化合物的大量摄入不仅会让人发胖，而且容易产生胰岛素抵抗，甚至会损害大脑健康。

"血糖稍微升高一点就会导致一种叫作蛋白质糖化的过程（第 4 章提到的第 10 个衰老特征），"珀尔马特告诉我，"这反过来又会引起大脑发炎。年轻时较高的发炎率与晚年的阿尔茨海默病完全相关。"这直接证实了丹尼尔·亚蒙博士通过脑部扫描向我们展示的糖和肥胖的关系。亚蒙指出："肥胖会使大脑衰老，还会引发炎症，并将健康的睾丸激素转化为不健康的、致癌的雌激素。这应该会让任何人都害怕肥胖。"

在适当的剂量下，水果、蔬菜和谷物中的糖在健康饮食中发挥着重要作用。我会经常吃水果，每个月犒劳自己一个冰激凌。不过，千万别搞错了，任何形式的过量糖都是有害的。这始终是我建议那些想要长寿的人务必注意的第一件事。为了减少糖的摄入，我建议你远离所有加工食品和含糖饮料。你只需立即将这些东西从你的饮食中去掉就行了。不少应用程序可以帮助你了解常见食品的含糖量。

别做危险的事

"放火烧你的头发，用棍子戳灰熊，吃过期的药，将你的私密部位作为食人鱼的诱饵。"

2012 年，墨尔本都会铁路公司推出了一则令人捧腹的安全公益广告，该广告就是以这首歌开头的。这则广告在网络上的观看量达到了惊人的 1.9 亿次，我怀疑很多人都是像我一样循环播放它，因为对我来说，看一次根本不过瘾。如果你想开怀大笑，现在就去搜索《蠢蠢的死法》（*Dumb Ways to Die*）这则广告吧。

达尔文奖也对愚蠢的死亡方式进行了类似的嘲讽，它以讽刺的方式向"那些不小心以惊人的方式将自己从人类基因组中移除，从而改善了人类基因组的人"致敬。达尔文奖每年颁发给那些在过早消逝的生命中做出最愚蠢、最致命决定的人，并在其网站上以讽刺（但并非不同情）的口吻讲述"获奖者"臭名远扬的故事。在这些"获奖者"中，有一名 47 岁的日本男子直播他穿着便服攀登寒冷的富士山的过程，结果从 1 000 米高的地方坠落身亡，当时他正在用智能手机进行拍摄；有一个 21 岁的美国男子在一次"豪饮巡游"中发现，这艘正在波士顿港航行的船的栏杆是练习倒立的好地方。

也许你会说："我没那么傻，这种事情永远不会发生在我身上。"请注意，有些奖项是因为一些不那么具有魔幻色彩的冒险而颁发的。比如，一位 58 岁的澳大利亚妇女把车停在斜坡上，她下车检查后备箱里的东西时被自己的车轧死了（她忘了拉手刹）。虽然达尔文奖颁发的一些令人印象深刻的奖项确实涉及枪支、珍奇动物和在体腔中插入异物，但也有很多奖项是关于车辆、厨房设备或日常生活中的事情造成的意外。简而言之，这些意外很可能发生在你身上。

意外中毒是意外死亡的主要原因，全球每年约有 1 070 万年的预期健康寿命因之而折损。每年有数十万起由止痛药、镇静剂、抗抑郁药、心血管药物和家用清洁剂引起的意外中毒，影响范围包括儿童、青少年和成年人。我们应该留意药品标签上的警告，非常小心地处理清洁液、香水和其他液体产生的蒸汽，并安全地储存农药、油漆、电池和其他家用危险品。[14]

　　紧随中毒的意外死亡原因是道路交通事故，全世界每年约有 130 万人因此丧生，其中美国约有 4 万人。许多此类事故的根本原因不难猜测，无非是超速行驶、鲁莽驾驶、酒后开车、恶劣天气，以及注意力不集中这个头号原因。如果你在开车时会发短信、打电话、吃东西、阅读或不停摆弄仪表盘，我恳请你停下来！在理想情况下，你开车时手机应该保持关闭状态并放好，但也有许多免费的应用程序可以帮助你安全地使用手机。AT&T 的驾驶模式会自动回复你手机收到的短信，让对方知道你稍后会回复他。LifeSaver 会在你处于移动状态时锁定你的手机屏幕，这样你就不会因为想看手机而坐立不安。借助 Navdy 这样的平视显示器，你无须触摸手机即可查看导航并执行其他重要的智能手机任务。

　　至于喝酒，再也没有借口了。如果你一定要喝酒，请使用 Uber 或 Lyft 等拼车应用程序。研究表明，自此类应用程序推出以来，与酒精相关的交通事故减少了 25% ～ 35%。[15] 你也可以考虑使用像 MyLimit 这样的血液酒精浓度计算器应用程序，甚至安装像 BACtrack 这样的智能手机呼气测醉器。很快，全自动驾驶汽车将大大减少道路交通事故。在那之前，请放慢车速，不要酒后驾车，把手机收起来，系好安全带！

　　当然，我并不是建议你用木板封上家里的窗户，傻傻地待在里面。你得自己判断你能接受的风险水平。我曾有幸前往北极和南极旅行，在旅途中需要乘坐第二次世界大战时期的飞机穿越浮冰，并在 -40℃ 的天气中在陆地上跋涉。我有一些朋友喜欢跳伞、骑摩托车和快速高山滑雪。对我来说，最重要的是找到一个平衡点，以避免不必要的风险。不久前，一位热爱冒险的朋友邀请我和他一起去尝试攀登珠穆朗玛峰。虽然这听起来令人振奋，但当我得知多达 3.9% 的攀登者没能活着回来时，我婉拒了他的邀请。

早一点吃，少吃一点

对于每一项能"证明"某种长寿习惯或医疗干预的价值的研究，总会有另一项研究质疑它。这是一个快速发展的领域，在我们可以用肯定的口吻说话之前，还有大量的研究工作要做。因此，当我告诉你，有一件事绝对可以让你的寿命延长 7 年时，它是值得关注的。我遇到的每一位长寿专家都同意这一点。在实验室中，它已经一次又一次在动物和人身上得到验证。我们对它延长寿命的机制有了深刻理解。最重要的是，你今天就可以开始做这件令人惊奇的事情！准备好了吗？

"少吃一点。"

这就是我告诉希望长寿的人的要点，听到这话，他们收起了兴奋的笑容，转而皱起眉头，睁大的眼睛慢慢眯起来以表示怀疑。这种"神奇的生命延长技术"听起来远不如大多数人预期的那样"神奇"。然而，如果你想活得足够久，以便能够利用年龄革命近景及远景中那些令人兴奋的长寿技术，那你真的需要重新审视一下自己的卡路里摄入量。

我在第 9 章简要介绍了热量限制的好处。长寿备选药物的益处来自其热量限制模拟属性。人们对热量限制与寿命之间关系的认识可以追溯到 20 世纪 30 年代，当时康奈尔大学畜牧学教授克莱夫·麦凯（Clive McCay）发现，相比于正常喂养的同窝小鼠，喂食量低 30% ～ 50% 的小鼠不仅更健康，而且寿命延长了 33%。在蠕虫、小鼠、大鼠、恒河猴和人类身上，研究人员以不同的形式成功地重复这些实验了。热量限制确实可以减少常见的健康问题，如糖尿病、癌症、心脏病和认知能力下降。它还能降低肥胖和胰岛素抵抗的可能性，并维持免疫系统功能。在动物实验中，它能使其寿命延长 80%。[16]

在 2019 年发表的一项名为 CALERIE、为期 2 年的研究中，200 名限制卡路里摄入的成年人的胆固醇水平、血压和胰岛素敏感性得到持续改善。[17] 德国禁食诊所 Buchinger Wilhelmi 对近 1 500 名参与者进行的另一项研究表明，间歇性禁食可以减轻体重，降低胆固醇和血脂水平，改善血压，使血糖恢复正常，并缓解关节炎、糖尿病及脂肪肝等疾病。尽管乍看上去似乎违反直觉，但稍微挨点饿确实可以改善和增强你的健康。

如果你刚开始限制卡路里摄入，我建议你从 16∶8 的间歇性禁食开始。也就是说，一天中，你要在连续的 8 小时内吃完你这一天的所有食物，比如，从上午 8 点到下午 4 点或从上午 10 点到下午 6 点，然后在第二天对应的进食时间之前你不能再吃东西。当适应了限时饮食后，你可以考虑升级到 18∶6 的模式，例如，在中午 12 点到下午 6 点之间完成所有卡路里摄入。临床数据表明，间歇性禁食不仅可以减轻体重，保持胰岛素稳定性、胆固醇正常水平、血压正常、精力充沛和精神集中，还可以延长寿命。[18]

就我个人而言，除了间歇性禁食外，我每周还会完全禁食 36 小时。周一我会早点吃晚饭，周二我禁食一整天，只允许自己喝水和花草茶，然后在周三早上进食。你可能会惊讶地发现，这真的不难做到，而且很少感到饥饿。我还建议在一天的早些时候摄入更多的卡路里，这有助于减肥，降低血糖、胰岛素水平和甘油三酯，你燃烧的卡路里也会是那些吃大餐的人的 2 倍。

让食物成为你的良药

"医学之父"希波克拉底说过："让食物成为你的良药，你所需的药就是你的食物。"这不再只是一句格言，在严肃的医学界，用食物来预防和治疗疾病的观点逐渐被越来越多的人接受。现在，洛马琳达医学院会为其医生提供使用食物预防和治疗疾病的培训。扎克伯格旧金山总医院建立了一个治疗性食品储藏室，在那里，患者可以获得新鲜农产品和奎奴亚藜等健康食品的"处方"，并接受专业营养师的饮食指导。玛丽和迪克·艾伦糖尿病中心坐落在加利福尼亚州纽波特比奇市，该机构推出了一个"与你的医生一起购物"计划，让医生到超市帮助患者选择食物。"让食物成为你的良药"已经从老生常谈演变为一种真正的医疗实践。

不健康的饮食是全球非传染性疾病的头号驱动因素，每年至少造成1 100万人死亡。[19]盐摄入过多会导致中风和心脏病，癌症与加工食品和红肉的摄入有关，卡路里摄入过多会导致肥胖和糖尿病，而我们已经讨论过糖的危害了。

"那我该吃些什么呢？"当人们听说我正在研究并投资长寿领域时，他们会问我，"原始人饮食法真的是最好的吗？我应该尝试阿特金斯饮食法吗？那生酮饮食呢？你是素食主义者吗？我是否应该像冲绳人那样主要吃鱼和大米吗？我需要吃很多超级食物①吗？"

在我的个人网站上，我推荐了一系列这方面的书籍，包括威廉·李（William Li）的《吃出自愈力》（*Eat to Beat Disease*）、迈克尔·格雷格（Michael Greger）和吉恩·斯通（Gene Stone）合著的《救命！逆转和预防致命疾病的科学饮食》（*How Not to Die*）、瓦尔特·隆哥（Valter Longo）的《长寿饮食》（*The Longevity Diet*）等。在 2020 年出版的《健康饮食的 10 条简单原则》（*10 Simple Principles of a Healthy Diet*）一书中，我概述了我所认为的长寿饮食真正的关键因素。以下是其中一些非常重要的建议，我简要介绍一下。

多吃植物性食物：为了降低罹患癌症、心血管疾病和糖尿病的风险，每餐至少应该包括一道植物性菜肴。我总是把西兰花、花椰菜、芦笋或西葫芦

---

① 超级食物（Superfood）指营养丰富，并对人体有明显抗氧化作用的食品。——编者注

作为午餐和晚餐的配菜，胡萝卜、甜菜和红薯能支持健康的微生物群并有助于我远离肥胖。当我吃零食时，我会选择浆果、坚果或新鲜蔬菜。对儿童和成人来说，一条很好的经验法则是"吃彩虹"，即你的饮食中要包括各种颜色的蔬菜，因为每种蔬菜都提供了对健康至关重要的不同植物营养素。

远离加工食品： 今天，你在超市里看到的许多产品都是"类似食物的物质"，其中含有盐、糖、饱和脂肪和化学防腐剂。说实话，其中一些就是通向太平间的特快列车车票。在西班牙，2019 年的一项针对 2 万名 21 ~ 90 岁的男性和女性的研究发现，饮食中加工食品过多会导致各种原因的死亡风险增加 18%。[20] 另一项针对十几万法国人的研究表明，加工食品摄入量每增加 1%，罹患心血管疾病、冠心病和脑血管疾病的风险就会增加 1%。[21] 世界卫生组织将加工肉类归为 1 类致癌物，与吸烟、石棉和钚属于同一类别！此外，根据哈佛大学的研究，每天只要吃一份加工红肉，患糖尿病的概率就会增加 51%！[22]

食用有机食品： 一些在普通超市出售的食品应该像香烟那样在包装上印上警告标志，抗生素（天知道还有什么）含量高的牛肉、猪肉、家禽、鱼类和加工食品尤其应该如此。很多水果和蔬菜也好不到哪里去，它们是几代基因改造的结果，改造对象是尺寸和外观，而不是营养成分。美国人使用的农药和化肥中有 1/4 因其致癌性而在欧洲、巴西和中国被禁用。[23] 我的建议是，无论你在哪里，你都应该购买有机农产品、草饲及散养的肉类产品，以及野生鱼类。虽然这样确实花费更多，但从统计学上讲，你可能会在以后的生活中节省很多医疗费用。

摄入健康脂肪： 不久前，各种形式的脂肪被认为会危害心血管健康。我们被告知，摄入脂肪会导致高胆固醇和动脉粥样硬化。现在，医生们已经发现并不是所有的脂肪都是有害的。事实上，不饱和脂肪包括单不饱和脂肪和多不饱和脂肪，适量摄入对心脏健康、血液流动和血压有一定益处。它们也是糖和碳水化合物的理想替代能源。橄榄油是地中海饮食的核心成分，具有抗氧化、抗炎和抗过敏的特性，有助于保持细胞状态，预防多种疾病。你也可以在富含脂肪的鱼、橄榄、坚果和鳄梨中找到"好脂肪"。我建议选择特级初榨橄榄油，它没有经过化学处理或高温处理。要小心花生酱之类的东西，它们可能含有添加糖和防腐剂。

少食用动物产品：乳制品是钙和维生素 D 的重要来源，肉、鱼、蛋和奶酪则为我们提供生存和成长所需的蛋白质。出于道德和环境方面的原因，我们应该少食用动物产品，但大多数人可能还是消费了过多的此类产品。为了吃到肉，我们的祖先不得不在灌木丛中追踪动物长达好几天，而且只有爬上高高的树才能取到鸟蛋。动物产品可能并不是狩猎采集者饮食中的重要组成部分。

2006 年的畅销书《救命饮食》（*The China Study*）证实了动物蛋白摄入与心血管疾病、糖尿病和癌症之间的密切关系，这一结论与 800 多项研究的结果一致。我建议你减少乳制品和肉类（尤其是红肉）的摄入，并远离加工肉类。如果你真的想吃动物产品，我推荐草饲、散养、质量最好的有机产品。最近，Beyond Meat 和 Impossible Foods 等公司推出了新型植物性"肉类"产品，这些产品在质量、可获得性和成本方面的进步非常令人兴奋。

多喝水：为了活得更久，请"爱上"水。大多数人喝的水太少，不利于达到最佳的健康状态，而且增加水的摄入量会让你总体上吃得更少（很多时候你觉得自己饿了，其实很可能只是渴了）。喝水会使静息热量消耗增加 30%。[24] 喝水有益健康的另一个原因是，你可能因此而少喝苏打水、果汁、咖啡和葡萄酒。适量的咖啡和葡萄酒都对健康有益，但不能喝太多。我允许自己每天喝一两杯浓咖啡，周末喝一两杯葡萄酒，但不能再多了。无论你在哪里度过一天中的大部分时间，试着在手边放一杯加入了新鲜柠檬片、酸橙片或薄荷叶的水。绿茶富含抗氧化剂，也有益健康。

在大多数情况下，以上这些建议与地中海饮食基本一致。50多年来的研究发现，与通常含有大量动物蛋白、不健康脂肪和加工食品的典型北美饮食相比，健康饮食包含大量蔬菜水果、野生鱼类、全谷物和健康脂肪，而且低钠且低糖，可以使心脏病、中风、肥胖症、糖尿病和癌症的发病率降低70%。[25]事实上，这种饮食对心脏健康非常有益，因而被联合国教科文组织列为非物质文化遗产。

补充营养

没有什么能比得上稳定、均衡的饮食，但有时这很难做到。无论你的饮食选择是什么，你都可以考虑服用高质量的补充剂来补充必需的维生素和矿物质，这能帮助改善健康。在第9章中，我介绍过几位营养学家，其中包括布鲁斯·艾姆斯博士和我亲爱的朋友克里斯·韦伯博士。他们认为维生素B、维生素D、维生素K、欧米伽-3、硒、镁、钾、醌、碘和类胡萝卜素等都具有显著的延年益寿功效，这些也都是常见的补充剂。许多研究人员还认为，益生元和益生菌补充剂可以帮助恢复对健康有益的微生物群。

市场上的许多营养补充剂声称具有特定的长寿益处，如烟酰胺单核苷酸和烟酰胺核糖，它们可能有助于恢复人体中至关重要的烟酰胺腺嘌呤二核苷酸供应，后者可用于DNA的去乙酰化酶修复。此外，我们在第9章了解到，植物类黄酮槲皮素和非瑟酮被认为具有抗衰老特性，有助于清除衰老细胞。在一些国家，治疗糖尿病的药物二甲双胍被列为非处方药，其在早期研究中显示出延长寿命的巨大潜力。

问题是，营养补充剂行业的监管严重不足。大多数补充剂是由天然成分或通用成分的提取物制成，无法申请专利，因此没有进行临床试验的经济模式。有些补充剂会影响处方药的功效，还有一些含有劣质、未列明且可能致命的成分，仅在美国就导致每年 2 万人前往急诊室就诊。[26]

尽管如此，我还是非常相信营养补充剂，每天都要服用几十种。即使没有确凿的证据证明一种特定的补充剂对健康有积极影响，我们也不应该完全忽视它。例如，欧米伽 –3 的益处多年来一直是人们争论的焦点，直到 2019 年临床研究证明，服用欧米伽 –3 化合物的人心脏病发作、中风和死亡的风险降低了 25%。[27] 对于维生素和矿物质，我建议你深入研究一下，并咨询你的医生，然后选择你能负担得起的质量最好的补充剂。至于二甲双胍、白藜芦醇、烟酰胺单核苷酸和烟酰胺核糖等物质，我建议你暂时不要服用，还是坚持均衡饮食，并等待几年，直到这些物质的功效得到证实。不要用你的身体做实验。

站起来，开始锻炼

从化石记录中我们可以知道，我们的祖先并没有配备跑步机、踏步机和有氧运动课程的雅致的健身房。现存的狩猎采集传统部落也没有健身房，如坦桑尼亚的哈扎比部落。然而，他们患心血管疾病、肥胖、高血压、高胆固醇和糖尿病的概率微乎其微。他们拥有健康多样的微生物群，患上传染病、结肠癌和骨质疏松症的概率也很低。

科学家对这些部落进行了广泛的研究，以探究他们为何如此健康，最后得出了一个令人困惑的简单答案，即适度运动。哈扎比部落的男性在寻找猎物时脚步轻盈，还会爬上树从蜂巢中采集蜂蜜。哈扎比的女性弯下腰去挖植物的块茎，伸出手去采摘浆果和猴面包树的果实，把水和柴火背回住地。在部落中，70 多岁的老年人仍然很灵活。

运动可以治愈我们在本书中提及的大多数"杀手级"怪病，并将过早死亡的风险降低 30% ～ 35%。[28] 如果你肥胖，每天 15 ～ 25 分钟的适度运动可以帮助你延长 3 年的寿命，而如果你很健康，则可以延长 7 年。[29] 除了改善心血管和肺部健康状况外，运动还能让人们罹患膀胱癌、乳腺癌、结肠癌和胃癌的风险降低 12% ～ 23%。[30] 运动和体能训练还可以增强肌肉和骨骼，改善心脏健康状况，减少炎症，提高认知能力，调节激素，并带来生理和心理上的众多益处。作为健康领域的投资人和支持者，我个人对数字健康公司 EXI 的发展感到非常兴奋，它运营着一个自动化和个性化的平台，可以分析用户的各项健康指标，并相应地开出"运动处方"，就像医生开药一样。这些处方由经验丰富的理疗师卡伦·曼宁（Carron Manning）和刘易斯·曼宁（Lewis Manning）开发，基于科学证据和最新的医学指南，可用于预防或治疗多种疾病，如糖尿病、心脏病和抑郁症。EXI 公司所做的事情是独一无二的，因为它开出的是个性化的运动处方。

在更普遍的情况下，你应该进行什么样的锻炼呢？有人说骑自行车比跑步对关节的损伤更小，或者说游泳的好处最多，坏处最少；有人则认为力量训练应该是锻炼计划的基础，因为它可以增加骨密度、强化关节，并帮助你在休息时燃烧更多的卡路里。你肯定听说过高强度间歇训练的好处，它能比稳态有氧运动更有效地促进新陈代谢。有证据表明，高强度间歇训练可以使线粒体容量增加 50% ～ 70%。[31] 与此同时，足球、羽毛球和网球等参与性运动也有很多值得一提的地方，这些运动不仅有趣，还能延长寿命。我认为，如果你没有患慢性病或其他疾病，你并不需要对此进行科学研究。其实，你做什么运动并不重要，那些能让你从椅子上站起来、有规律地移动和呼吸加速的动作都会有所帮助。

这就是为什么我最常练习和推荐的锻炼方法是非常简单的步行。快步走可以改善心血管健康，降低患肥胖、糖尿病和高血压的风险，还可以缓解抑郁和焦虑症状。2019 年，一项针对 1.6 万多名老年妇女的研究发现，相比于平均每天走 2 700 步或更少的老年妇女，走 4 400 步的老年妇女在研究期间死亡的概率低 40%。当老年妇女每天走 4 500 ～ 7 500 步时，死亡率进一步下降。[32] 另一项研究聚焦于近 5 000 名 40 岁或以上的男性和女性，在整整 10 年的时间里追踪他们的死亡率。在这项研究中，每天走 8 000 步的人的死亡率比每天走 4 000 步的人的死亡率低 50%，每天走 12 000 步使死亡的概率又降低了 15%。世界卫生组织和其他一些机构将每天走 10 000 步作为一项"金标准"。[33]

我打算继续走下去。我每天都戴着运动手环，走路时精力充沛，心率可以提高到每分钟 100 ～ 110 次，这是我最大心率的 50% ～ 60%。如果你想一次性走完 10 000 步，可能至少需要一个半小时，包括换衣服的时间。与其他形式的运动相比，步行的美妙之处在于你不必将闹钟设置在早上 5 点，不需要特殊的运动装备，也不需要很年轻或特别健康。你不必为了去健身房而牺牲与家人在一起的时间。你可以穿着日常的衣服，做着日常的事情，在一天的时间里走完 10 000 步。

就一般情况而言，你可能每天都要走 3 000 ～ 4 000 步，再增加 5 000 ～ 7 000 步很容易。我的好朋友罗里·卡利南（Rory Cullinan）在乘坐通勤列车时，会在距离目的地两站的地方提前下车，走着过去就能完成 10 000 步的目标。如果你在一幢高层建筑相对较低的楼层居住或工作，我建议你走楼梯。如果你的目的地是较高的楼层，请在中途下电梯，然后步行前往。如果你要参加很多面对面的会议，可以像史蒂夫·乔布斯和马克·扎克伯格那样进行"步行会议"。根据斯坦福大学 2014 年的一项研究，"步行会议"可以提高 60% 的创造力。[34] 当你顺路去商店时，尽量将车停在离入口较远的地方，如此一来，你不仅可以多走路，还可以花更少的时间绕圈以寻找好的停车位。你也可以养条狗并遛它，或者步行送孩子上学、晚饭后去散步。你还可以买一张站立式办公桌，这样你一整天都能移动双脚以转移重心。你甚至可以把这些方法都用起来。佩戴智能手表或活动追踪器真的可以帮助你激励自己。你可以与同事或朋友进行一次友好的步数比赛。记住，即使你没有达到10 000 步的目标，你离目标越近，受益就越多。

为了健康，你能做的最重要的事情之一就是尽可能少坐。2017 年的一项研究表明，经常持续坐 30 分钟以上的人过早死亡的风险会高 1 倍，即使是那些经常锻炼的人。[35] 我在办公室里放了一张可调节高度的桌子，并遵循建议，每 30 分钟站起来走动一下。请遵循"头号灵魂兄弟"、放克音乐家詹姆斯·布朗的建议："站起来！"

让睡眠成为你的超能力

> 每晚睡 5 小时的男性的睾丸明显小于每晚睡 7 小时或以上的男性……睡眠不足会使男性早衰 10 年……我们发现，睡眠不足同样会导致女性生殖健康受损。这是我今天能告诉你们的最好的消息。

这段话节选自马修·沃克（Matthew Walker）2019 年的 TED 演讲。沃克是英国神经学家、加州大学伯克利分校教授、人类睡眠科学中心创始人，也是畅销书《我们为什么要睡觉》（*Why We Sleep*）的作者。作为世界上最著名的睡眠专家之一，他一直宣传睡眠对于保持身心健康和延长寿命的关键作用。

从 40 岁左右开始，我们的睡眠质量就会下降，睡眠时间也逐渐减少。沃克认为，老年人需要较少睡眠的说法显然是错误的，老年人需要同样多的睡眠，他们只是睡不好觉。沃克怀疑睡眠质量下降是认知能力下降的真正原因。大多数学习记忆发生在睡眠的最后几小时，因此，如果你每晚的睡眠时间不足 7 小时，你就缺乏改变自己的能力。

当然，睡眠对健康的好处并不仅限于维持甚至提高认知能力。每天少睡 1 小时，心脏病发作的概率就会增加 24%，多睡 1 小时则可以降低 21% 的风险。这些信息来自美国医院在执行夏令时的日子里的实际记录。在时钟调快后的一周里，车祸和工伤事故增加了 6%！[36] 事实上，几乎所有慢性疾病似乎都会因睡眠不足而进一步恶化。1.5 万多项研究表明，每晚睡眠不足 7 小时会引发冠心病、中风、哮喘、动脉粥样硬化、慢性阻塞性肺病、关节炎、抑郁症、高血糖、糖尿病和肾病，即使是在考虑了吸烟和肥胖等因素的情况下。[37] 此外，睡眠不足会破坏调节饥饿和控制冲动的激素，使肥胖的概率增加 55% ~ 89%。[38] 睡眠质量差与癌症之间的联系非常紧密，正因如此，国际癌症研究机构将夜班工作列为"可能致癌物"，这类物质还包括氟乙烯和硫酸二乙酯等听起来很可怕的疑似致癌物。[39]

想过早死亡吗？很容易，不睡觉就行。至少有 20 项针对数百万睡眠者的研究清楚地表明，睡眠不足会导致寿命缩短。[40] 为了确保你有充足的睡眠，我提出如下 5 条建议。

寻求辅助工具的帮助： 现在有很多很棒的睡眠追踪应用程序，借助可穿戴设备来追踪睡眠，你可以更好地规划自己的睡眠时间、地点和方式。

在床上多待 1 小时： 为了确保你至少有 7 小时的睡眠时间，每晚至少要在床上待 8 小时。《赫芬顿邮报》创始人、《睡眠革命》(The Sleep Revolution) 一书的作者，阿里安娜·赫芬顿 (Ariana Huffington) 建议你营造一些睡眠的"过渡仪式"，如热水澡、冥想和感恩表达等，以便让自己轻松地入睡或醒来。[41]

扔掉电子设备： 许多人利用躺在床上的时间看视频或玩手机。在我们意识到这一点之前，1 小时或更多的睡眠时间已经过去了。你从明天借来时间，却在今天愚蠢地任其虚度。请将你的电子设备放在另一个房间，然后读一本书，以日记的形式记录下这一天，或者想象一下第二天你将取得的成功。

创造适合熟睡的地方： 研究表明，相对黑暗和凉爽的房间是恢复性的深度睡眠的理想环境。你可以使用遮光窗帘，并将空调温度设置在18℃左右。

喝酒前请三思： 酒精和咖啡会影响睡眠。这一点，其实你已经知道了，我也早就说过了。两杯以上的酒精饮料会使你的鼻道发炎、血糖升高，迫使你半夜起来上厕所，更不用说打鼾了。如果你在下午喝咖啡，你的深度睡眠阶段会延迟，甚至有可能缩短。

睡眠不仅是一种奢侈品，还会对你的健康和寿命产生重要影响。有人认为，为了多工作而少睡觉会产生积极效果，这是错误的。当然，如果你正在考虑如何活得更久，你应该知道我的建议是好好睡一觉！

正念冥想

大多数人已经意识到正念冥想可以减轻压力和焦虑，增强自我意识，增加同理心，提高思维能力，获得幸福感。现在，从教室到董事会会议室，再到医院的康复室，冥想已经赢得了各方的认可。今天，压力、焦虑和抑郁在身体疾病发作方面的影响已被充分证明。两次白厅研究（Whitehall Studies）是英国的两项著名的健康研究，其对2.8万名英国公务员进行了十几年的追踪调查。研究表明，与压力较小的公务员相比，那些从事压力大、自主权小的工作的公务员患代谢综合征的概率高出2倍，死亡风险则高出300%。[42]

压力会增加你体内的"战斗或逃跑"激素，如肾上腺素和皮质醇，它们会提高心率，扩大瞳孔，抑制疼痛反应和免疫系统，致使血压升高，并将葡萄糖注入血液。当你被狮子追赶时，这些反应对你是有利的，但我们并非一直处于战斗或逃跑状态。当你长期承受压力时，这些压力激素会损害你的血管，使血压升高，增加中风或心脏病发作的风险，破坏性欲，抑制你的免疫防御。它们会提升血糖水平，导致肥胖，引发高血压和其他代谢综合征。你的身体认为自己在应对压力时做出了正确的事情，但危机从未真正解除，身体仍然处于失衡状态，你将面临患上糖尿病、心血管疾病、病毒感染、阿尔茨海默病和癌症的风险。[43] 与此同时，长期的精神压力会减少 klotho 蛋白的产生。klotho 蛋白是一种重要的蛋白质，可以减少炎症，保护心脏免受氧化应激，并控制胰岛素敏感性。那些被给予更多 klotho 蛋白的实验小鼠寿命延长了 19% ～ 31%，而那些被剥夺了 klotho 蛋白的小鼠会则快速衰老。长寿专家认为，负责制造 klotho 蛋白的基因是一种长寿基因。简而言之，慢性压力会让你衰老得更快。[44]

如果放松很容易做到，我会建议你立即去做，那就结束了。当然，来自工作、家庭和经济的压力是不可避免的。过去的伤害和遗憾会让我们紧张不安，对未来的焦虑和期待也让我们倍感压力。对除了少数冷静者之外的人来说，慢性压力是只能控制而不能消除的。这时，冥想就有了用武之地。冥想通过刺激副交感神经系统来抵消压力对衰老的加速作用，从而降低血压，减缓呼吸和心率，并以其他方式抵消战斗或逃跑反应。它能让你控制自己对压力的情绪反应和身体反应。通过这种方式，你可以维持体内 klotho 蛋白的数量，并在皮质醇和肾上腺素造成损害之前减少它们的分泌量。新的研究揭示了冥想对端粒的影响，端粒是位于 DNA 链末端的保护帽。2010—2018 年，多项研究表明，短短 3 个月的定期冥想就会显著增加端粒长度，并减缓细胞的衰老。[45] 冥想有助于控制血糖和胰岛素水平，改善心脏健康，减少失眠、创伤后应激障碍、纤维肌痛和肠易激综合征等心理生理障碍。至少有一项研究表明，与不冥想的高血压患者相比，经常冥想的高血压患者的死亡风险降低了 30%。[46]

为了活得更久、更健康，或者仅仅为了活得更好、更快乐，我强烈建议你定期冥想，经常冥想有益身体健康。我每天练习冥想 12 ～ 15 分钟，这就够了！每天走在路上时，我也会进行步行冥想。如果你想开始练习，但不知道该怎么做，可以考虑从许多优秀的应用程序中选择一个进行尝试。如果你想追踪自己的进步，可以试试 Muse，这是加拿大初创企业 InteraXon 推出的一种便携式脑电图设备。这种神奇的设备可以监测你的脑波活动，这样你就能知道自己的思绪何时汹涌、何时平静。它甚至可以通过暴雨或鸟鸣的柔和背景声音提供实时反馈。

保持年轻的心态

你还记得第 4 章中关于萨切尔·佩奇、埃米尔·拉特班德和其他人的故事吗？他们敢于挑战自己的实足年龄，仅仅是因为觉得自己年轻。在佩奇看来，保持年轻和活力的秘诀是让自己感觉更年轻。

我可以理解他的想法。虽然我快 50 岁了，但我现在主观上认为自己更像一个 30 多岁的人。在我决定要活到 200 岁的那一刻，我便开始蹦蹦跳跳地上楼梯，以便得到更多锻炼，并在精神上感觉自己比以往任何时候都年轻。这就好像只要想着自己还年轻，就会对自己的生理年龄产生真正的生理效应！很明显，你感觉到的年龄和你的生理年龄存在某种关系。难道心理年龄只是健康的表观基因组的结果，而不是原因？

这才是真正有趣的地方！哈佛大学心理学教授埃伦·兰格在 1981 年进行了一项著名的实验，名为"逆时针研究"。在实验中，8 名 70 多岁和 80 多岁的男子住在一座私人修道院里，该修道院被布置成 1959 年的样子，所有能想到的东西都被用来营造这种幻觉，比如家具、装饰品、新闻和电视内容、音乐、老旧的个人照片。兰格要求这些人讲述他们对 1959 年的记忆和当时发生的事件，就好像它正在发生一样。他们要做的不仅仅是回忆那个时代，兰格要求他们至少在心理上表现得更年轻。兰格甚至拿走了生活区的所有镜子，这样他们就看不到自己的老态了。仅仅一周后，参与兰格实验的老年男性在视力、听力、力量、手部灵活性和整体认知能力方面都有明显改善，就好像他们真的变年轻了。2010 年，兰格和英国广播公司根据哈佛大学的研究制作了真人秀《年轻人》（*The Young Ones*），重现了研究结果。一名 88 岁的参与者在参加节目的 18 个月前曾经中风，参加节目后，他甚至能够走路了。

如果你怀疑这种关联的真实性，我希望你能返回去阅读第 4 章提及的研究，或者自己做一些研究。身心关联并不是某种只有精神病人或容易受骗的人才相信的想法，正如威斯康星大学教授理查德·戴维森（Richard Davidson）所说："这些数据绝对是经得起验证且令人信服的。当你让哮喘患者处于紧张状态时，你会发现其肺部炎症加重了。这是可以客观地检测到的，是一个事实。"[47]

是的，"年轻地思考与成长"实际上是可能的。

建立有意义的、持久的社会关系："我太孤独了，都快死了。""猫王"埃尔维斯·普雷斯利（Elvis Presley）在他的名曲《心碎旅馆》（*Heartbreak Hotel*）中这样唱道。现在，研究人员已经开始证实这些以前人们只能用语言表达的东西。根据对 148 项独立调查的汇总研究，孤独会使一个人过早死亡的风险增加 50%。[48] 无论人们的社会经济地位和生活方式存在多大差异，那些社会联系越多的人寿命总是越长。在一项针对 7 000 人的研究中，社会联系最少的男性的死亡率比社会联系最多的男性的死亡率高出 230%；在女性身上，这一数字为 280%。[49] 根据美国卫生局前局长维韦克·穆尔西（Vivek Murthy）的说法，孤独会增加过早死亡的风险，就像每天抽 15 支烟一样。

在旧石器时代，一个人被逐出部落就意味着死亡。即使他能靠自己活下去，他也找不到配偶来帮助遗传他的基因。也许正因如此，我们的基因与我们的社交能力同步进化。加州大学洛杉矶分校医学教授史蒂文·科尔（Steven

Cole）发现，在人类和恒河猴体内，某些编码社会联系的基因与炎症和免疫系统功能密切相关。当我们很孤独时，这些基因会增加我们感染炎症的风险，产生更少的白细胞，使我们更容易感染并长出肿瘤。[50] 对 20 多项研究的综合分析表明，孤独感会使一个人患冠心病和中风的概率分别增加 29% 和 32%。[51] 相反，强大的社会关系可以促进健康，保护你免受疾病的侵扰。值得一提的是，有配偶或生活伴侣可以让你的寿命延长 3 年。在你我认识的人中，可能都会有这样相伴多年的伴侣，他们在 3 个月内相继去世。这种现象非常普遍，人们称之为"寡居效应"。

我很幸运，父母健在，妻子贤惠，4 个孩子都很出色，他们组成了我的"多元化投资组合"。我在世界各地都拥有由朋友和同事组成的强大社交网络。因此，我想知道，我该如何帮助人们通过拓展社交关系来延长寿命。为了寻找答案，我求助于我的好朋友兼商业教练基思·法拉齐（Keith Ferrazzi），他是畅销书《别独自用餐》（*Never Eat Alone*）的作者。如果你了解法拉齐，那你就该知道他是一个有魅力的人。法拉齐拥有数以千计的真正的朋友，那些人总是愿意回他的电话。与我的朋友、个人成长榜样托尼·罗宾斯一样，法拉齐是我所知道的在建立人际关系方面最有天赋的大师之一。

关于如何建立有意义的、持久的社会关系，法拉齐的建议很简单，就是慷慨地投入你的时间、才能、忠诚和专注。"那些以有意义的方式去帮助、倾听和鼓励他人的人会赢得一生的朋友。"他说，"这就像你种了很多小树苗……如果你给它们浇水并照顾它们，最终它们中的大多数会形成一个富饶的果园。"116 岁的格特鲁德·韦弗（Gertrude Weaver）也曾表达过类似的观点："以你希望别人对待你的方式去对待他人、善待他人。"

强调积极的一面： 在第二次世界大战期间，奥地利心理学家维克多·弗兰克尔（Viktor Frankl）曾被送往集中营，当时的他是一名 30 多岁的年轻医生。这个年轻人的父母、兄弟和妻子都被纳粹杀害了，他本人则经历了 3 年的艰苦劳役、疾病和悲惨生活。弗兰克尔和囚犯们像沙丁鱼一样，18 个人挤在一张光秃秃的木制床铺上，睡在漏水的营房里，里面充斥着无法洗澡的囚犯、老鼠、粪便和稻草散发出的难闻气味。饭菜只有兑了水的土豆汤和一块发硬的、不新鲜的面包。囚犯们不能跳舞、唱歌或看书。那些没有被枪杀或用毒气毒死的人陷入了深深的抑郁。

正是在这种环境里，弗兰克尔观察到了态度对生存的影响。他在另一名囚犯为他偷来的几张纸上潦草地写下了一些想法，这些想法最终变成了他的著作《活出生命的意义》(*Man's Search for Meaning*)，这本书一共卖出了 1 600 万册。弗兰克尔在谈到自己的经历时写道："一个人什么都可以被拿走，除了一样东西，那就是在任何特定的环境中选择自己的态度。"[52] 弗兰克尔认为，在任何情况下，找到生活的目标是生存的关键。日本人称之为"活着的理由"(ikigai)，拥有这样的理由可以让你活得更久。据信，冲绳人的平均寿命之所以如此之长（女性约 90 岁，男性约 84 岁），其中一个原因就是他们知道并追求自己的人生目标。在对 7.3 万多名日本人进行的一项为期 12 年的研究中，那些找到了人生目标的人更长寿，其中女性长寿的概率增加了 7%，男性则增加了 15%。日本和美国的其他研究表明，在那些拥有有意义的人生目标的人中，死亡的总体风险降低了 74%。ikigai 效应甚至能大大降低你患上阿尔茨海默病的可能性。[53]

保持感恩之心： 研究表明，心存感激能带来巨大的长寿益处。波士顿大学医学院 2019 年的一项研究对 7 万多人进行了 10 ～ 30 年的追踪调查，追踪他们的生活态度和健康状况。研究人员得出的结论是："乐观与寿命延长 11% ～ 15%，以及实现'超级长寿'的更大可能性成正相关。"[54] 英国的一项研究进行了 7 年之后，研究人员对受试者进行追踪调查时发现，当初那些与研究人员交谈时认为自己生活快乐的人，其死亡的风险比其他人低 24%。[55]

作为成年人，我们忙于完成工作，追求事业。然而，根据 2017 年盖洛普对全球 170 万人的调查，在达到一定的家庭收入阈值后，财富不会给我们带来更多的幸福。[56] 与其追逐万能的金钱，不如努力培养乐观的心态，寻找有意义的人生目标。

协调个人、家庭和职业的目标：如果可能的话，你应该找一份有意义的工作，为世界创造有价值、美丽或有用的东西。你要找到自己的人生目标，它不必只与你的职业有关。对朋友、家人或宠物的爱和责任，以及你的爱好或个人目标也可以成为你的人生目标。

让你的生活变得简单：一旦你找到了自己的人生目标，有些人和事在你的生活中将不再受到欢迎。"想一想，在正确的时间以正确的方式做正确的事情。"畅销书（也是我最喜欢的）《精要主义》（*Essentialism*）的作者格雷戈·麦吉沃恩（Greg McKeown）① 告诉我。除非你对自己的生活选择有明确的控制权，否则，别人最终将替你决定把时间和精力花在哪里。

写下来：写下关于幸福、目标和感恩的想法，而不是简单地想着它们，这会让它们更具体、更有影响力。对神经肌肉障碍和睡眠障碍患者的研究表明，睡前记录感恩的想法可以让他们更快入睡，而且睡得更久、更安心。这其中可能还包括祈祷的力量。[57]

保持活跃：许多日本人很晚才退休，很大程度上是因为他们拥有人生目标。也许这就是他们长寿的原因，那些保持活跃的人比提前退休的人（尤其是男性）活得更久、更健康。即使是在不考虑生活方式带来的影响的情况下，相比没有参与志愿服务的人，为两个或两个以上的组织提供志愿服务的成年人过早死亡的概率要低 44%。[58] 这就是我朋友达娜·格里芬（Dana Griffin）创建的平台 eldera.ai 背后的逻辑，通过虚拟的讲故事、活动、对话或辅导家

---

① 麦吉沃恩在这本书中探讨了精要主义这种人生思维方式和态度，告诉我们应该如何应对拥挤不堪的工作和生活。该书中文简体字版已由湛庐引进，浙江人民出版社出版。——编者注

庭作业，将经过审查的老年人与孩子联系起来。你也可以做兼职，成为当地社区组织的志愿者，指导年轻企业家，管理社区花园或培养积极的社交爱好。

善待他人： 即使只是看见善举，也会提高催产素和血清素水平，从而延长寿命。你可以试着通过真正关心他人的福祉来回应他人或粗鲁或愤怒的行为，避免在社交媒体上与人激烈争论。你要伸出援助之手，让一个孤独的人参与你的社交活动，帮助生活困难的人，并努力成为一个富有同情心和耐心的倾听者。

努力让自己快乐： 读书、看视频、听播客都能带来快乐、促进健康，让你的精神面貌焕然一新。耶鲁大学的"幸福的科学"不仅是 Coursera 上最受欢迎的在线课程，也是该校历史上最受欢迎的课程，数百万学生给出了高达 4.9 的评分。在线访问是免费的，你不妨去看一看！在我的朋友维申·扎克雅礼广受欢迎的个人成长平台"心灵谷"上，也有关于改变思维定式与习惯、提高睡眠质量、改善饮食结构和其他有关长寿的话题的在线课程。

当然，你还可以尝试更多的新鲜事物，从而以最好的状态进入年龄革命的下一个阶段，以期利用新的长寿科技。我非常喜欢桑拿，偶尔也会尝试冰浴，这两种疗法都能让身体兴奋起来。[59] 我一直在尝试让自己越活越年轻的各种方法。

最重要的是，你要走上一条通往更长寿、更健康的生活的道路，并坚持下去。让美好生活中的每一天都有意义，哪怕它可能不会永远持续下去！

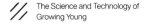
写作是一件非常费时费力的事情。随着长寿科学的迅猛发展，撰写本书更是如此。每一次采访、每一次讨论、每一章回顾都会带来新发现、新故事，以及带领读者踏上这段旅程的新途径。

对我来说，朋友、同事和商业伙伴为这本书所做贡献的价值怎么强调都不为过。这真的需要"举全村之力"，如果没有他们的支持，我不可能做到这一点。

首先，我要感谢我的父母鲍里斯和塔季扬娜、我的妻子丽莎，还有我的孩子尼基塔、蒂莫西、波利娜和马克西姆，感谢他们对这本书（以及我所有疯狂想法）无条件的爱和支持。你们是我的一切。只要我们在一起，我就总想着要活得更久。

特别感谢亚伦·兰迪斯（Aaron Landis），从构思到完稿，从封面到封底，他是我在这段文学之旅中的出色搭档。

以下提到的人对我的生活和本书的贡献都不可估量、无可比拟。

感谢彼得·戴曼迪斯、基思·法拉齐、雷·库兹韦尔和托尼·罗宾斯，感谢他们激励了我的转变，并帮助我完成了我的"长寿登月计划"。

感谢戴夫·阿斯普雷、尼尔·巴尔齐莱、奥布里·德·格雷、维申·扎克雅礼、格雷戈·麦吉沃恩、杰米·梅茨尔、戴维·珀尔马特、大卫·辛克莱、亚历克斯·扎沃洛科夫，感谢你们的启发、指导和友谊。

感谢罗尼·阿博维茨、丹尼尔·亚蒙、杰弗里·布兰德（Jeffrey Bland）、斯特凡·卡西卡斯（Stefan Catsicas）、乔治·丘奇、艾琳·科西西·马尔诺（Irene Corthesy Malnoe）、肯·戴希特瓦尔德（Ken Dychtwald）、彼得·法雷尔（Peter Farrell）、梅根·菲茨杰拉德（Meghan Fitzgerald）、阿德里安·戈尔、特里·格罗斯曼、萨夫万·哈拉比、米克拉·汉密尔顿（Mickra Hamilton）、何为无、史蒂夫·霍瓦斯、保罗·欧文、彼得·杰克逊、辛西娅·凯尼恩、哈里·克卢尔、丹尼尔·克拉夫特、罗伯特·兰格、帕特里克·J.麦金尼斯、吉姆·梅隆、赫塔拉·麦斯可、玛蒂娜·罗斯布拉特、安德斯·桑德伯格、阿莫尔·萨瓦（Amol Sarva）、安德鲁·斯科特（Andrew Scott）、佩德拉姆·肖贾伊（Pedram Shojai）、尼尔·施特劳斯（Neil Strauss）、田智前、埃里克·威尔丁、奇普·沃尔特（Chip Walter）、安东尼·威廉姆森（Anthony Williamson），感谢你们的想法、见解、故事，以及对本书和地球的宝贵贡献。

感谢阿纳斯塔西娅·巴图拉（Anastasia Batura）、亚历山大·巴扎罗夫（Alexander Bazarov）、博纳多（Bernadeane）、奥尔加·比列特基纳（Olga Biletkina）、基思·科米托（Keith Comito）、埃里克·埃斯劳里安（Eric Esrailian），以及 EXI 团队［卡伦·曼宁、刘易斯·曼宁和格蕾丝·麦克纳马拉（Grace McNamara）］、罗宾·法曼法马安（Robin Farmanfarmaian）、戴维·詹保罗（David Giampaolo）、克劳迪奥·吉纳尔（Claudio Gienal）、马哈茂德·汗、鲍里斯·克拉斯诺夫斯基（Boris Krasnovsky）、亚历克斯·克鲁

格洛夫（Alex Kruglov）、詹姆斯·斯特罗（James Strole）和蒂娜·伍兹（Tina Woods），感谢你们一直以来的支持与鼓励。

我还非常感谢长寿愿景基金的业务团队及其大家庭，以及我们的合作伙伴，感谢他们一直支持和帮助我。没有你们，我什么都做不了。

感谢长寿愿景基金投资团队：阿维克·阿拉克良（Avik Arakelyan）、斯科特·吉斯（Scott Gies）、蒂姆·萨芬（Tim Safin）、苏拉夫·辛哈（Sourav Sinha）和克里斯·韦伯。

感谢长寿愿景基金科学咨询委员会：理查德·法拉格（Richard Faragher）、若昂·佩德罗·德·马加良斯（Joao Pedro de Magalhaes）和莫滕·谢拜 - 克努森（Morten Scheibye-Knudsen）。

感谢本书团队：艾伦·戴利（Ellen Daly）、维多利亚·德罗科娃（Viktoria Drokova）、朱莉娅·科尔涅娃（Julia Korneva）、阿纳斯塔西娅·马尔科娃（Anastasia Markova）、阿莉莎·奥斯勒（Alyssa Oursler）、艾格尼·普瑞斯（Agne Prints）、叶夫根尼娅·齐尼娜（Evgenia Zinina），以及 Peak State 基金和 Invest AG 等团队的所有成员。

感谢 X 大奖基金会：阿努什·安萨里（Anousheh Ansari）和其他许多人。

感谢美国衰老研究联合会：斯蒂芬妮·莱德曼（Stephanie Lederman）和整个美国衰老研究联合会团队。

我还要特别感谢阿拉克良和齐尼娜，感谢他们在我撰写本书的过程中提供了宝贵的帮助。没有你们，我不可能完成这本书。

感谢我的投资伙伴，感谢你们的支持，感谢你们一直提供突破性的构想。

感谢我的出版商团队，以及朱迪·格尔曼·迈尔斯（Judy Gelman Myers），感谢你对我的想法的信任，幸亏有你，这个了不起的团队中的一员。

感谢我的文学经纪人——埃维塔斯创意管理公司的埃斯蒙德·哈姆斯沃思（Esmond Harmsworth），感谢他以最佳的方式代表我。

感谢我的公关和营销团队，感谢你们的奉献精神和出色工作。

最后，我要对 Lifeplus 的《越活越年轻的艺术》（*The Art of Growing Young*）杂志深表感谢。Lifeplus 团队以帮助人们活得更久、更健康为目标，感谢他们的慷慨与支持。

中文版序

1   Unschuld P. (1985) Medicine in China: A History of Ideas. Berkeley: University of California Press.

2   Li Jingwei, Lin Zhaogeng. (2010) A General History of Chinese Medicine (2nd). Beijing: People's Medical Publishing House.

3   Falcao A., Ferreira A., Fortuna A., Rodrigues M. (2014). Huperzine A from Huperzia serrata: a review of its sources, chemistry, pharmacology and toxicology.

4   Gao L., Huang J., Jiao J., Liang H., Yang G., Wang J., Wu J. (2018) Ma Huang Tang ameliorates bronchial asthma symptoms through the TLR9 pathway.

5   Li D., Tong T., Xiao Y. (2021) Harvard Business Review.

6   Berteletti E., Chesnais T., Hui P. (2021) China's Digital R&D Imperative.

7　Walton A. (2011) How Health and Lifestyle Choices Can Change Your Genetic Make-Up.

8　Fitzgerlad K. et al. (2021) Potential Reversal of Epigenetic Age Using a Diet and Lifestyle Intervention: a Pilot Randomized Clinical Trial.

第 1 章

1　Max Roser, Esteban Ortiz-Ospina, and Hannah Ritchie, "Life Expectancy," Our World in Data, last modified October, 2019.

2　Peter H. Diamandis and Steven Kotler, "We are nearing 'Longevity Escape Velocity' — where science can extend your life for more than a year for every year you are alive,"Market Watch, last modified February 25, 2020.

3　X 大奖基金会由彼得·戴曼迪斯创立，它会向在技术领域取得重大进步、造福人类的个人单位提供现金奖励。

第 2 章

1　Eric Verdin, Telephone interview by author, May 18, 2020.

2　World Health Organization, "Road traffic injuries," World Health Organization Web Page, last modified February 7, 2020.

3　Erin Biba, "Amber Ale: Brewing Beer From 45-Million-Year-Old Yeast," *Wired*, last modified July 20, 2020.

4　"2012 Nobel Prize Award Ceremony." YouTube video, 37:37, posted by "Nobel Prize,"20 Dec. 2012.

5　Rodale Books, "New book released — Fantastic Voyage: Live Long Enough to Live Forever," Kurzweil Web Page, last modified November 17, 2004.

第 3 章

1 Joseph Liu, "Living to 120 and Beyond: Americans' Views on Aging, Medical Advances and Radical Life Extension," Pew Research Center Web Page, August 6, 2013.

2 Gallagher, James. "Fertility Rate: 'Jaw-Dropping' Global Crash in Children Being Born." BBC News, BBC, 14 July 2020.

第 4 章

1 Rayner, Claire. "Alex Comfort." The Guardian, Guardian News and Media, 28 Mar. 2000.

2 Aubrey de Grey, Meeting with author in San Francisco in November 26, 2019.

3 Sinclair, David A., and Matthew D. LaPlante. Lifespan: *Why We Age—and Why We Don't Have To.* Atria Books, 2019.

4 Kolata, Gina. "Live Long? Die Young? Answer Isn't Just in Genes." The New York Times. The New York Times, August 31, 2006.

5 Alex Zhavorenkov, Telephone interview with author, November 9, 2019.

6 Nicole M. Lindner and Brian A. Nosek, "Dimensions of Subjective Age Identity Across the Lifespan: Adults are Aging Physically in Earth Years & Mentally in Martian Years," Project Implicit, 2008.

7 Camila Domonoske, "69-Year-Old Dutch Man Seeks To Change His Legal Age To 49," NPR, last modified November 8, 2018.

8 Bharat Thyagarajan et al., "How Does Subjective Age Get 'Under the Skin'? The Association Between Biomarkers and Feeling Older or Younger Than One's

Age: The Health and Retirement Study," *Innovation in Aging* 3, no. 4 (2019).

9　Seyul Kwak et al., "Feeling How Old I Am: Subjective Age Is Associated With Estimated Brain Age," *Frontiers in aging neuroscience* 10 (2018).

10　Yannick Stephan, Angelina R. Sutin, and Antonio Terracciano, "Subjective Age and Mortality in Three Longitudinal Samples," *Psychosomatic Medicine* 80, no. 7 (2018).

11　Yael Lahav et al., "Telomere Length and Depression Among Ex-Prisoners of War: The Role of Subjective Age," *The journals of gerontology. Series B, Psychological sciences and social sciences* 75, no. 1 (2020).

第 5 章

1　"Randy Pausch Last Lecture: Achieving Your Childhood Dreams." YouTube video, posted by Carnegie Mellon University, December 20, 2007.

2　American Cancer Society, "Survival Rates for Pancreatic Cancer," American Cancer Society, last modified March 14, 2016.

3　World Health Organization, "The Top 10 Causes of Death." World Health Organization. Accessed March 9, 2021.

4　Surveillance Epidemiology and End Results Program, "Cancer Stat Facts: Female Breast Cancer," National Cancer Institute, accessed April 1, 2020; Surveillance Epidemiology and End Results Program, "Cancer Stat Facts: Cervical Cancer," National Cancer Institute, accessed April 1, 2020; Surveillance Epidemiology and End Results Program, "Cancer Stat Facts: Bladder Cancer," National Cancer Institute, accessed April 1, 2020.

5　"SEER Incidence and U.S. Mortality Trends by Primary Cancer Site and Sex.

All Races, 2006—2015," National Cancer Institute, accessed April 1, 2020; American Cancer Society, "Survival Rates for Pancreatic Cancer."

6　International Agency for Research on Cancer, *Latest Global Cancer Data.*

7　"What Is Dysautonomia？" Dysautonomia International, accessed April 1, 2020. "Global Fact Sheet: IDF Diabetes Atlas-9th Edition," International Diabetes Federation, last modified December 18, 2019; Office of the Associate Director for Communication, "Ending the HIV Epidemic: HIV Treatment Is Prevention," Centers for Disease Control and Prevention, last modified March 18, 2019; Global Health, "Tuberculosis," Centers for Disease Control and Prevention, last modified November 7, 2019; "Is Your Trembling Caused by Parkinson's — or a Condition That Mimics It？," Cleveland Clinic, last modified October 26, 2018; "Dementia Statistics," Alzheimer Disease International, accessed April 1, 2020; "Hypertension," World Health Organization, last modified September 13, 2019; National Center for Chronic Disease Prevention and Health Promotion and Division for Heart Disease and Stroke Prevention, "Facts About Hypertension" Centers for Disease Control and Prevention, last modified February 25, 2020.

8　World Health Organization, "The Top 10 Causes of Death." World Health Organization. Accessed March 9, 2021. 值得注意的是，"衰老"尚未被视为死亡原因。一些与年龄相关的疾病（如心脏病）导致的死亡，实际上可能无法用现有的技术和药物来预防。

9　Ryan Prior, "This College Dropout Was Bedridden for 11 Years. Then He Invented a Surgery and Cured Himself," CNN Health, last modified July 27, 2019.

10　Greg Irving et al., "International variations in primary care physician consultation time: a systematic review of 67 countries," *BMJ Open 7*, no. 10 (2017); John Elflein, "Amount of Time U.S. Primary Care Physicians Spent with Each Patient as of 2018," Statista, last modified August 9, 2019. "Citations Added to MEDLINE® by Fiscal Year," National Institutes of Health, last modified April 2, 2019.

11 E. Newman-Toker David et al., "Serious misdiagnosis-related harms in malpractice claims: The 'Big Three' – vascular events, infections, and cancers," *Diagnosis* 6, no. 3 (2019), Hardeep Singh, Ashley N. D. Meyer, and Eric J. Thomas, "The frequency of diagnostic errors in outpatient care: estimations from three large observational studies involving US adult populations," *BMJ Quality & Safety* 23, no. 9 (2014), "Heart Attacks in Women More Likely to Be Missed," University of Leeds, last modified August 30, 2016; David E. Newman-Toker et al., "Missed diagnosis of stroke in the emergency department: a cross-sectional analysis of a large population–based sample," *Diagnosis* (*Berl*) 1, no. 2 (2014).

12 "More Than Half of the Global Rural Population Excluded from Health Care," International Labour Organization, last modified April 27, 2015.

13 International Agency for Research on Cancer, *Latest Global Cancer Data: Cancer Burden Rises to 18.1 Million New Cases and 9.6 Million Cancer Deaths in 2018* (Geneva: World Health Organization, 2018).

14 Catharine Paddock, "Endoscopy Complications More Common Than Previously Estimated, US," Medical News Today, last modified October 26, 2010, Shyamal Wahie and Clifford M. Lawrence, "Wound complications following diagnostic skin biopsies in dermatology inpatients," *Archives of dermatology* 143, no. 10 (2007).

15　National Cancer Institute, "SEER Incidence and U.S. Mortality Trends".

16　Angelina Jolie, "My Medical Choice," New York Times, last modified May 14, 2013; "Surgery to Reduce the Risk of Breast Cancer," National Cancer Institute, last modified August 12, 2013.

17　Simon H. Jiang et al., "Functional rare and low frequency variants in BLK and BANK1 contribute to human lupus," *Nature Communications* 10, no. 1 (2019); Sehyoun Yoon et al., "Usp9X Controls Ankyrin-Repeat Domain Protein Homeostasis during Dendritic Spine Development," *Neuron* 105, no. 3 (2020).

18　Huda Y. Zoghbi and Arthur L. Beaudet, "Epigenetics and Human Disease," *Cold Spring Harbor perspectives in biology* 8, no. 2 (2016).

19　Greenwood Genetic Center, "GGC Launches Episign, a Novel Clinical Test for Epigenetic Changes," American Association for the Advancement of Science, last modified April 1, 2019.

20　"Epigenetics Diagnostic Market Size Worth $21.7 Billion by 2026," Grand View Research, last modified April, 2019.

21　Robin M. Henig, "How Trillions of Microbes Affect Every Stage of Our Life—from Birth to Old Age," National Geographic, last modified December 17, 2019; Rui-xue Ding et al., "Revisit gut microbiota and its impact on human health and disease," *Journal of Food and Drug Analysis* 27, no. 3 (2019); Sunny Wong et al., "Clinical applications of gut microbiota in cancer biology," *Seminars in Cancer Biology* 55 (2018); Celeste Allaband et al., "Microbiome 101: Studying, Analyzing, and Interpreting Gut Microbiome Data for Clinicians," *Clinical Gastroenterology and Hepatology* 17, no. 2 (2019).

22　Fedor Galkin et al., "Human microbiome aging clocks based on deep learning and tandem of permutation feature importance and accumulated local effects," *bioRxiv* (2018).

23　Melanoma checkpoint and gut Microbiome alteration With MICROBIOME intervention-full text view. (n.d.). Retrieved March 09, 2021.

24　美国疾病控制和预防中心只建议那些没有高胆固醇或其他健康问题家族史的人每4年到6年进行一次这种检查。这种情况并不常见。你想试试吗？
National Center for Chronic Disease Prevention and Health Promotion and Division for Heart Disease and Stroke Prevention, "Getting Your Cholesterol Checked," Centers for Disease Control and Prevention, last modified January 31, 2020.

25　Harvard Heart Letter, "Heart Rhythm Monitoring with a Smartwatch," Harvard Health Publishing, last modified April, 2019.

26　Mark Crawford, "Wearable Device Detects Stroke in Seconds," American Society of Mechanical Engineers, last modified May 7, 2018.

27　Experimental Biology, "Study shows dogs can accurately sniff out cancer in blood: Canine cancer detection could lead to new noninvasive, inexpensive ways to detect cancer," ScienceDaily, last modified April 8, 2019.

28　Chloe Kent, "Take a Deep Breath: Is This the Future of Cancer Diagnosis？," Verdict Medical, last modified April 11, 2019.

29　Lampros C. Kourtis et al., "Digital biomarkers for Alzheimer's disease: the mobile/ wearable devices opportunity," *npj Digital Medicine* 2, no. 1 (2019)；Sanjana Singh and Wenyao Xu, "Robust Detection of Parkinson's Disease Using Harvested Smartphone Voice Data: A Telemedicine Approach,"

Telemedicine and e-Health 26, no. 3（2019）.

30　World Health Organization, "Diabetes."

31　Division of Reproductive Health and National Center for Chronic Disease Prevention and Health Promotion, "Sudden Unexpected Infant Death and Sudden Infant Death Syndrome: Data and Statistics," Centers for Disease Control and Prevention, last modified September 13, 2019; Robert Woods, "Long-term trends in fetal mortality: Implications for developing countries," *Bulletin of the World Health Organization* 86, no. 6（2008）.

32　"Home Healthcare Devices Market Size," Research Nester, last modified September, 2019.

33　Conor Hale, "Exo Imaging Nets $35m to Develop Its All-in-One Handheld Ultrasound," Fierce Biotech, last modified August 5, 2019.

34　Jonathan Shieber, "Amazon Joins SpaceX, Oneweb and Facebook in the Race to Create Space-Based Internet Services" Tech Crunch, last modified April 4, 2019.

35　"Colorectal Cancer Statistics: Colorectal Cancer Is the Third Most Common Cancer Worldwide," World Cancer Research Fund International, accessed April 1, 2020; Singh and Xu, "Robust Detection of Parkinson's Disease."

36　Youti Kuo, "Saliva-Monitoring Biosensor Electrical Toothbrush," Google Patents, accessed April 1, 2020.

第 6 章

1　Lily Chen, "Surfing for a Cure," UC San Diego News Center, last modified July 26, 2019.

2   Sicklick, Jason K, Shumei Kato, Ryosuke Okamura, Maria Schwaederle, Michael E Hahn, Casey B Williams, Pradip De, et al. "Molecular Profiling of Cancer Patients Enables Personalized Combination Therapy: the I-PREDICT Study." Nature medicine. U.S. National Library of Medicine, May 2019.

3   Vinod Khosla and Eric J. Topol, "Vinod Khosla, MS, MBA on AI and the Future of Medicine," Medscape, last modified April 9, 2018.

4   BIS Research, "Global Precision Medicine Market to Reach $216.75 Billion by 2028," PR Newswire, last modified January 31, 2019.

5   He, Wei-Wu, Interview with the author, June 24, 2020.

6   "How to unleash the enormous power of global healthcare data: OPINION," International Telecommunication Union, last modified January 7, 2019.

7   British Lung Foundation, "Chronic obstructive pulmonary disease（COPD）statistics," BLF, accessed May 25, 2020.

8   "Adherence, Personalization & Polypharmacy," Intelli Medicine, accessed May 25, 2020.

9   Dave Pearson, "Radiologist compensation continues to rise," Radiology Business, last modified July 21, 2017.

10 Julie Ritzer Ross, "What Has Artificial Intelligence Done for Radiology Lately？," Radiology Business, last modified August 09, 2019.

11 Levine Glenn et al., "Meditation and Cardiovascular Risk Reduction."

12 Luke Sheehan, "Ping An Good Doctor: Online Care Thriving as Epidemic Continues," Equal Ocean, last modified February 14, 2020.

13　Molly K. Bailey et al., "Statistical Brief #248. Healthcare Cost and Utilization Project（HCUP）," Agency for Healthcare Research and Quality, last modified February, 2019.

14　Peter K. Lindenauer et al., "The performance of US hospitals as reflected in riskstandardized 30-day mortality and readmission rates for medicare beneficiaries with pneumonia," *Journal of hospital medicine* 5, no. 6（2010）.

15　Ann P. Bartel, Carri W. Chan, and Song-Hee Kim, "Should Hospitals Keep Their Patients Longer？ The Role of Inpatient Care in Reducing Postdischarge Mortality," *Management Science* 66, no. 6（2019）.

16　Eric J. Topol, *Deep medicine: how artificial intelligence can make healthcare human again*, 1st ed.（New York: Basic Books, 2019）, loc. 387, Kindle.

17　"World Bank and WHO: Half the world lacks access to essential health services, 100 million still pushed into extreme poverty because of health expenses," World Health Organization, last modified December 13, 2017.

18　Khosla and Topol, "Vinod Khosla, MS, MBA on AI and the Future of Medicine."

19　"The world's most valuable resource is no longer oil, but data," Economist, last modified May 5, 2017.

20　Eva Short, "Here is how much your credit card information is worth on the black market," Siliconrepublic, last modified September 11, 2019.

21　"Hackers are stealing millions of medical records-and selling them on the dark web," CBS News, last modified February 14, 2019.

22　Security Magazine, "75% of Healthcare Organizations Globally Have

Experienced Cyberattacks," BNP Media, last modified March 11, 2020.

23 "Data Protection and Privacy Legislation Worldwide," United Nations Conference on Trade and Development, accessed May 4, 2020.

24 Avi Selk, "The ingenious and 'dystopian' DNA technique police used to hunt the 'Golden State Killer' suspect," Washington Post, last modified April 28, 2018.

25 Mary Ann Azevedo, "Apple Said To Have Acquired Another Digital Health Startup," Crunchbase, last modified May 24, 2019.

26 Christina Farr, "Facebook sent a doctor on a secret mission to ask hospitals to share patient data," CNBC, last modified April 6, 2018.

27 Jonathan Shieber, "Facebook unveils its first foray into personal digital healthcare tools," Verizon Media, last modified October 29, 2019.

28 Christina Farr, "Health care is one of Apple's most lucrative opportunities: Morgan Stanley," CNBC, last modified April 8, 2019.

29 Jessica Hamzelou, "23andMe has sold the rights to develop a drug based on its users' DNA," New Scientist, last modified January 10, 2020.

30 Gregory Barber and Megan Molteni, "Google Is Slurping Up Health Data— and It Looks Totally Legal," Wired, last modified November 11, 2019.

31 Gina Kolata, "Your Data Were 'Anonymized'? These Scientists Can Still Identify You," New York Times, last modified July 23, 2019.

32 Anna Seeberg Hansen and Janne Rasmussen, "Enhanced data sharing and continuity of care in Denmark," Health Europa, last modified April 1, 2019.

33 All of Us Research Program, "Precision Medicine Initiative: Privacy and Trust Principles," National Institutes of Health, accessed May 4, 2020.

34 Nathan Gardels, "Historian: Human History 'Will End When Men Become Gods'," Huggington Post, last modified March 24, 2017.

35 Claire Stinson, "Worker Illness and Injury Costs US Employers $225.8 Billion Annually," CDC Foundation, last modified January 28, 2015.

36 National Center for Chronic Disease Prevention and Health Promotion, "Adult Obesity Facts," Centers for Disease Control and Prevention last modified February 27, 2020; "Statistics About Diabetes," American Diabetes Association, accessed May 25, 2020; "More than 100 million Americans have high blood pressure, AHA says," American Heart Association, last modified January 31, 2018.

37 EIO, "Vitality: A data-driven approach to better health," Harvard Business School, last modified April 9, 2018.

38 Joan Fallon, "Harvard Pilgrim signs value-based contract with Illumina for Noninvasive prenatal testing," Harvard Pilgrim Health Care, last modified February 2, 2018; "Insurance claims study makes case for more prenatal blood testing," LabPulse, last modified October 10, 2019.

39 Ned Pagliarulo, "Amgen inks first money-back guarantee for Repatha," Biopharma Dive, last modified May 2, 2017.

第7章

1 Stein, Rob. "A Young Mississippi Woman's Journey Through A Pioneering Gene-Editing Experiment." NPR. NPR, December 25, 2019.

2　Stein, Rob. "A Year In, 1st Patient To Get Gene Editing For Sickle Cell Disease Is Thriving." NPR. NPR, June 23, 2020.

3　Office of Technology Assessment US Congress, *Technologies for Detecting Heritable Mutations in Human Beings, OTA-H-298* (Washington, DC: US Government Printing Office, 1986).

4　Regalado, Antonio. "CRISPR Might Soon Create Spicy Tomatoes by Switching on Their Chili Genes." MIT Technology Review. MIT Technology Review, April 2, 2020; Borrell, Brendan. (2012). Plantbiotechnology: Make it a decaf. Nature. 483. 264-6. 10.1038/483264a.; Long, Jason S, Alewo Idoko-Akoh, Bhakti Mistry, Daniel Goldhill, Ecco Staller, Jocelyn Schreyer, Craig Ross, et al. "Species Specific Differences in Use of ANP32 Proteins by Influenza A Virus." eLife. eLife Sciences Publications, Ltd, June 4, 2019; Bloomberg.com. Bloomberg. Accessed March 9, 2021.

5　Yu Zhang et al., "CRISPR-Cpf1 correction of muscular dystrophy mutations in human cardiomyocytes and mice," *Science Advances* 3, no. 4 (2017).

6　Hong Ma et al., "Correction of a pathogenic gene mutation in human embryos," *Nature* 548, no. 7668 (2017).

7　Sheryl G. Stolberg, "The Biotech Death of Jesse Gelsinger," *New York Times*, last modified November 28, 1999.

8　Cynthia Kenyon et al., "A C. elegans mutant that lives twice as long as wild type," *Nature* 366, no. 6454 (1993).

9　Xiao Tian et al., "High-molecular-mass hyaluronan mediates the cancer resistance of the naked mole rat," *Nature* 499, no. 7458 (2013).

10 Xiao Tian et al., "SIRT6 Is Responsible for More Efficient DNA Double-Strand Break Repair in Long-Lived Species," *Cell* 177, no. 3 (2019).

11 Nir Barzilai et al., "Longenity," Albert Einstein College of Medicine, accessed April 3, 2020.

12 Kristen Fortney et al., "Genome-Wide Scan Informed by Age-Related Disease Identifies Loci for Exceptional Human Longevity," *PLOS Genetics* 11, no. 12 (2015).

13 Leonardo Pasalic and Emmanuel J. Favaloro, "More or less living according to your blood type," *Blood transfusion [Trasfusione del sangue]* 13, no. 3 (2015).

14 Carl O'Donnell and Tamara Mathias, "Pfizer, Novartis Lead $2 Billion Spending Spree on Gene Therapy Production," Reuters, last modified November 27, 2019.

15 111"Home." Home-ClinicalTrials.gov.

16 Stephanie Price, "Artificial Intelligence Has Potential to Transform Gene Therapy," Health Europa, last modified November 29, 2019.

17 Jennifer Listgarten et al., "Prediction of off–target activities for the end-to-end design of CRISPR guide RNAs," *Nature Biomedical Engineering* 2, no. 1 (2018).

18 "Malaria," UNICEF, last modified October, 2019. "Rare Diseases," International Federation of Pharmaceutical Manufacturers & Associations, accessed April 3, 2020. "Cardiovascular Diseases (CVDs)," World Health Organization, last modified May 17, 2017. "Cancer," World Health Organization, last modified September 12, 2018. Paul J. Turner et al., "Fatal Anaphylaxis: Mortality Rate and Risk Factors," *The journal of allergy and clinical immunology. In practice* 5, no. 5 (2017).

第 8 章

1　"How Adult Stem Cells Can Help Stop Pain and Reverse Aging," Dave Asprey, accessed July 20, 2020.

2　Ludwig Burger, "Bayer buys BlueRock in $600 million bet on stem cell therapies," Reuters, last modified August 8, 2019.

3　"Home." Home-ClinicalTrials.gov.

4　"America Strong: Paralyzed man walks again," ABC News, last modified November 28, 2019.

5　Sharing Mayo Clinic, "New Hope for Regaining His Old Life After Being Paralyzed," Mayo Clinic, last modified January 13, 2020.

6　Grady, Denise, and Reed Abelson. "Stem Cell Treatments Flourish With Little Evidence That They Work." The New York Times. The New York Times, May 13, 2019.

7　Office of Tissues and Advanced Therapies, "Approved Cellular and Gene Therapy Products," Food Drug Administration, last modified March 29, 2019.

8　Food and Drug Administration, "FDA announces comprehensive regenerative medicine policy framework," Food Drug Administration, last modified November 15, 2017; Claire F. Woodworth et al., "Intramedullary cervical spinal mass after stem cell transplantation using an olfactory mucosal cell autograft," *Canadian Medical Association Journal* 191, no. 27 (2019); William Wan and Laurie McGinley, "'Miraculous' stem cell therapy has sickened people in five states," Washington Post, last modified February 27, 2019; Rachael Rettner, "3 Women inFlorida Left Blind by Unproven Eye Treatment," Live Science, last modified March15, 2017; Ann Arnold, "The life and death of Sheila Drysdale," ABC, last modified July 20, 2016.

9   Terry Grossman, MD, Interview with author, June 29, 2020.

10 U.S. Government Information on Organ Donation and Transplantation, "Organ Donation Statistics," Health Resources & Services Administration and U.S. Department of Health and Human Services, last modified June, 2020.

11 Global Observatory on Donation and Transplantation, "Organs transplanted annually 2017," GODT, accessed July 20, 2020.

12 Hedi Aguiar, "The Key to Preserving Organs for Transplant？," Organ Donation Alliance, last modified March 11, 2016.

13 Mallinckrodt plc, "Mallinckrodt Announces Positive Top-line Results from Pivotal Phase 3 Clinical Trial of StrataGraft® Regenerative Tissue in Patients with Deep Partial–thickness Thermal Burns," PR Newswire, last modified September 23, 2019.

14 "When This Soldier Needed a New Ear, Army Doctors Grew One on Her Arm." The Independent. Independent Digital News and Media, May 11, 2018; Ellis, Philip. "A Man Whose Penis Fell Off Is Growing a New One on His Arm." Men's Health. Men's Health, August 4, 2020.

15 Mark Terry, "United Therapeutics' Martine Rothblatt Envisions Abundant Supply of Lung Transplants," BioSpace, last modified June 27, 2019.

16 Rothblatt, Martine, Interview with author, July 14, 2020.

17 Abigail Isaacson, Stephen Swioklo, and Che J. Connon, "3D bioprinting of a

corneal stroma equivalent," *Experimental Eye Research* 173 (2018); Stephen Swioklo, and Che J. Connon, "3D bioprinting of a corneal stroma equivalent," <style face="italic">Experimental Eye Research</style> 173 (2018).

18   Kristin Samuelson, "3-D printed ovaries produce healthy offspring," Northwestern University, last modified May 16, 2017.

19   Jonathan Shieber, "3D-printing organs moves a few more steps closer to commercialization," Tech Crunch, last modified August 11, 2019.

20   "TAU scientists print first ever 3D heart using patient's own cells," Tel Aviv University, last modified April 16, 2019.

21   Megan Garber, "The Perfect, 3,000-Year-Old Toe: A Brief History of Prosthetic Limbs," The Atlantic, last modified November 21, 2013; "Copy of an Etruscan denture, Europe, 1901-1930," Science Museum Group, accessed July 20, 2020; Science Museum Group, "Artificial eyes," Brought to life, accessed July 20, 2020; Mara Mills, "Hearing Aids and the History of Electronics Miniaturization," *IEEE Annals of the History of Computing* 33, no. 2 (2011); Emily Redman, "To Save His Dying Sister-In-Law, Charles Lindbergh Invented a Medical Device," Smithsonian Magazine, last modified September 9, 2015.

22   "The Gold Standard for the Bionic Eye," John Hopkins Medicine, last modified July 1, 2019.

23   Russ Juskalian, "A new implant for blind people jacks directly into the brain," MIT Technology Review, last modified February 6, 2020.

24   Sloan Churman, "29 years old and hearing myself for the 1st time！," Sloan

Churman Youtube Channel, last modified September 26, 2011.

25   Laura Hibbard, "Sarah Churman, Deaf Woman, Hears Herself For First Time," Huffington Post, last modified December 6, 2017.

26   Jacob Templin, "The first person to live with a mind-controlled robotic arm is teaching himself piano," Quartz, last modified June 5, 2018.

27   Chelsea Gohd, "Florida Man Becomes First Person to Live With Advanced Mind-Controlled Robotic Arm," Futurism, last modified February 3, 2018.

28   Johns Hopkins University, "New 'e-dermis' brings sense of touch, pain to prosthetic hands: Electronic 'skin' will enable amputees to perceive through prosthetic fingertips," ScienceDaily, last modified June 20, 2018.

29   Charlotte Huff, "How artificial kidneys and miniaturized dialysis could save millions of lives," Nature, last modified March 11, 2020.

30   University of Michigan Health System, "From a heart in a backpack to a heart transplant," ScienceDaily, last modified June 3, 2016.

31   Martin Slagter, "Stan Larkin joins brother with transplant after 555 days without a heart," Michigan Live, last modified April 2, 2019.

32   Ruby Prosser Scully, "Two brain-rejuvenating proteins have been identified in young blood," New Scientist, last modified June 3, 2019.

33   Jessica Hamzelou, "Antibody can protect brains from the ageing effects of old blood," New Scientist, last modified January 16, 2017.

34   Irina M. Conboy et al., "Rejuvenation of aged progenitor cells by exposure to a young systemic environment," *Nature* 433, no. 7027 (2005).

35 Shane R. Mayack et al., "Systemic signals regulate ageing and rejuvenation of blood stem cell niches," *Nature* 463, no. 7280 (2010).

36 Massimo Conese et al., "The Fountain of Youth: A Tale of Parabiosis, Stem Cells, and Rejuvenation," *Open medicine* (*Warsaw, Poland*) 12 (2017).

37 Sally Adee, "Human tests suggest young blood cuts cancer and Alzheimer's risk," New Scientist, last modified May 31, 2017.

38 Adee, Sally. "Human Tests Suggest Young Blood Cuts Cancer and Alzheimer's Risk." New Scientist, May 31, 2017.

39 Yuancheng Lu et al., "Reversal of ageing-and injury-induced vision loss by Tet-dependent epigenetic reprogramming," *bioRxiv* (2019).

40 David Sinclair, "Let's talk about cellular reprogramming," Life Span Book, last modified June 27, 2019.

41 Center for Regenerative Medicine, "Neuroregeneration," Mayo Foundation for Medical Education and Research, accessed July 20, 2020.

第9章

1 A. M. Hatzel, *History and organization of the vital statistics system* (Washington DC: National Center for Health Statistics, 1997), 12.

2 这就是著名的冈珀茨 - 马克汉姆衰老定律。本杰明·冈珀茨（Benjamin Gompertz）是英国数学家和精算师，他在 1825 年提出了一个伟大的公式，可以根据年龄准确计算出一个人死于疾病和自然原因的概率。威廉·马克汉姆（William Makeham）后来添加了一个与年龄无关的组件。Benjamin Gompertz, "XXIV. On the nature of the function expressive of the law of human mortality, and on a new mode of determining the value of life

contingencies. In a letter to Francis Baily," *Philosophical Transactions of the Royal Society of London* 115 (1825); Wikipedia, "Gompertz-Makeham law of mortality," Wikipedia Foundation, last modified February 12, 2020.

3　Meera Viswanathan et al., "Interventions to Improve Adherence to Self-administered Medications for Chronic Diseases in the United States," *Annals of Internal Medicine* 157, no. 11 (2012).

4　Andrew I. Geller et al., "National estimates of insulin-related hypoglycemia and errors leading to emergency department visits and hospitalizations," *JAMA internal medicine* 174, no. 5 (2014).

5　Associated Press, "Tons of drugs dumped into wastewater," NBC News, last modified September 14, 2008.

6　Fiona Barry et al., *The golden age of innovation is beginning: Drug Delivery and Packaging Report 2019* (Paris: Pharmapack Europe, 2019).

7　Sinclair and LaPlante, *Lifespan*, 130.

8　Sinclair and LaPlante, *Lifespan*, 131.

9　Simon C. Johnson et al., "mTOR inhibition alleviates mitochondrial disease in a mouse model of Leigh syndrome," *Science* 342, no. 6165 (2013).

10　Belinda Seto, "Rapamycin and mTOR: a serendipitous discovery and implications for breast cancer," *Clinical and translational medicine* 1, no. 1 (2012).

11　Search results from clinicaltrials.com.

12　Food and Drug Administration, *Medication Guide: Rapamune* (White Oak,

MD: Food Drug Administration, 2017).

13　John Parkinson, *Theatrum Botanicum: the Theater of Plants. Or, an Herball of a Large Extent* (London: Tho. Cotes, 1640), 418.

14　C. J. Bailey and C. Day, "Metformin: its botanical background," *Practical Diabetes International* 21, no. 3 (2004).

15　Alejandro Martin-Montalvo et al., "Metformin improves healthspan and lifespan in mice," *Nature communications* 4 (2013); Karnewar, S., Neeli, P., Panuganti, D., Kotagiri, S., Mallappa, S., Jain, N., ... Kotamraju, S. (2018, January 31). Metformin regulates mitochondrial Biogenesis and SENESCENCE through AMPK MEDIATED H3K79 methylation: Relevance in AGE-ASSOCIATED Vascular dysfunction. Retrieved March 09, 2021.

16　Steve Horvath, Telephone interview with author, December 3, 2019.

17　Nir Barzilai, Telephone interview with author, December 4, 2019.

18　Ming Xu et al., "Senolytics improve physical function and increase lifespan in old age," *Nature medicine* 24, no. 8 (2018).

19　Marjolein P. Baar et al., "Targeted Apoptosis of Senescent Cells Restores Tissue Homeostasis in Response to Chemotoxicity and Aging," *Cell* 169, no. 1 (2017).

20　Jamie N. Justice et al., "Senolytics in idiopathic pulmonary fibrosis: Results from a firstin-human, open-label, pilot study," *EBioMedicine* 40 (2019).

21　LaTonya J. Hickson et al., "Corrigendum to 'Senolytics decrease senescent cells in humans: Preliminary report from a clinical trial of Dasatinib plus Quercetin in individuals with diabetic kidney disease'," *EBioMedicine* 52 (2020).

22 Tarantini, S., Valcarcel-Ares, M., Toth, P., Yabluchanskiy, A., Tucsek, Z., Kiss, T., ... Ungvari, Z. (2019, June). Nicotinamide mononucleotide (NMN) supplementation rescues cerebromicrovascular endothelial function and neurovascular coupling responses and improves cognitive function in aged mice. Retrieved March 09, 2021.

23 Vladimir N. Anisimov and Vladimir Khavinson, "Peptide bioregulation of aging: results and prospects," *Biogerontology* 11, no. 2 (2009).

24 Vladimir Khavinson and Vyacheslav G. Morozov, "Peptides of pineal gland and thymus prolong human life," *Neuro endocrinology letters* 24, no. 3–4 (2003).

25 Bruce N. Ames, "Prolonging healthy aging: Longevity vitamins and proteins," *Proceedings of the National Academy of Sciences of the United States of America* 115, no. 43 (2018).

26 Kris Verburgh, *The longevity code: secrets to living well for longer from the front lines of science* (New York: The Experiment, 2018).

27 "St. John's wort," Mayo Clinic, last modified October 13, 2017.

28 Pieter A. Cohen et al., "Four experimental stimulants found in sports and weight loss supplements: 2-amino-6-methylheptane (octodrine), 1,4-dimethylamylamine (1,4-DMAA), 1,3-dimethylamylamine (1,3-DMAA) and 1,3-dimethylbutylamine (1,3-DMBA)," *Clinical Toxicology* 56, no. 6 (2017); Erika Yigzaw, "The Hidden Dangers in Your Dietary Supplements," American College of Healthcare Science, last modified December 2, 2016.

29 Matthew Herper, "Cost Of Developing Drugs Is Insane. That Paper That Says Otherwise Is Insanely Bad," Forbes, last modified October 16, 2017.

30   Simon Smith, "230 Startups Using Artificial Intelligence in Drug Discovery," BenchSci, last modified April 8, 2020.

31   "New report calls for urgent action to avert antimicrobial resistance crisis," World Health Organization, last modified April 29, 2019.

32   Jonathan M. Stokes et al., "Deep Learning Approach to Antibiotic Discovery," *Cell* 180, no. 4 (2020).

33   David Adam, "What if aging weren't inevitable, but a curable disease？," MIT Technology Review, last modified August 19, 2019.

34   Pharmaceutical Commerce, "Global pharma spending will hit $1.5 trillion in 2023, says IQVIA-Pharmaceutical Commerce," Pharmaceutical Commerce, last modified January 29, 2019.

35   Dave Roos, "Life-Extending Discovery Renews Debate Over Aging as a 'Disease'," Seeker, last modified March 31, 2017.

36   Stuart R. G. Calimport et al., "To help aging populations, classify organismal senescence," *Science* 366, no. 6465 (2019).

37   "How Chemotherapy Drugs Work," American Cancer Society, last modified November 22, 2019; Ed Lamb, "Top 200 Drugs of 2008," Pharmacy Times, last modified May 15, 2009; Kyle Blankenship, "The top 20 drugs by 2018 U.S. sales," Fierce Pharma, last modified Jun 17, 2019; American Cancer Society, *Cancer Facts & Figures* 2017 (Atlanta: American Cancer Society, 2017). Search results from clinicaltrials.com.

38   Xinhua, "Immortality in pill no longer science fiction," China Daily, last modified March 25, 2013.

第 10 章

1 National Center for Health Statistics, "Life expectancy at birth, at 65 years of age, and at 75 years of age, by race and sex: United States, selected years 1900—2007," Centers for Disease Control and Prevention, 2010.

2 Morbidity and Mortality Weekly Report, "QuickStats: Infant, Neonatal, and Postneonatal Annual Mortality Rates* —United States, 1940—2005," Centers for Disease Control and Prevention, last modified April 11, 2008.

3 Ray Kurzweil, "The Law of Accelerating Returns," Kurzweil Network, last modified March 7, 2001.

4 Amit Katwala, "Quantum computers will change the world (if they work)," Wired, last modified March 5, 2020; "Artificial Superintelligence Documentary-AGI," Science Time, last modified October 12, 2019.

5 Frank Arute et al., "Quantum supremacy using a programmable superconducting processor," *Nature* 574, no. 7779 (2019).

6 Marcus, A. (2020, August 01). WSJ news exclusive | Henrietta lacks and her Remarkable cells will finally see some payback. Retrieved March 09, 2021.

7 Richard P. Feynman, "There's Plenty of Room at the Bottom," in *Miniaturization,* ed. Horace D. Gilbert (New York: Reinhold, 1961 [1959]).

8 Adam de la Zerda, "New imaging lights the way for brain surgeons," TEDx Talks, last modified May 24, 2016.

9 Anne Trafton, "New sensors could offer early detection of lung tumors," MIT News, last modified April 1, 2020; Sangeeta Bhatia, "This tiny particle could roam your body to find tumors," TED Talk, last modified November, 2015.

10 "Mind control technology exists, but it needs work," Quartz Youtube Channel, last modified September 28, 2018.

11 "Neuralink Launch Event," Neuralink, last modified July 16, 2019.

12 David Noonan, "Meet the Two Scientists Who Implanted a False Memory Into a Mouse," Smithsonian Magazine, last modified November, 2014.

13 Robert E. Hampson et al., "Developing a hippocampal neural prosthetic to facilitate human memory encoding and recall," *Journal of neural engineering* 15, no. 3 (2018).

14 Anders Sandberg, "TRANSHUMAN-Do you want to live forever？，" Titus Nachbauer, last modified June 16, 2013.

第 11 章

1 Swift, Jonathan, 1667-1745. Gulliver's Travels. New York : Harper, 1950.

2 Swift, Jonathan, 1667-1745. Gulliver's Travels. New York : Harper, 1950.

3 Nir Barzilai, "Dying 'Young' at an Old Age," Albert Einstein College of Medicine, last modified June 27, 2013.

4 David Sinclair, Telephone interview with author, May 12, 2020.

5 Jim Mellon, Telephone interview with author, April 21, 2020.

6 Holly Shaftel et al., "Climate Change: How Do We Know？，" NASA's Jet Propulsion Laboratory, last modified May 19, 2020.

7 "Poverty," World Bank, accessed April 16, 2020.

8 "Population growth（annual %），" World Bank, accessed May 27, 2020；

"Population," United Nations, accessed May 27, 2020.

9　de Grey and Rae, *Ending Aging: The Rejuvenation Breakthroughs That Could Reverse Human Aging in Our Lifetime*, 11.

10　Virginia Tech, "Accelerating global agricultural productivity growth is critical," ScienceDaily, last modified October 16, 2019.

11　Jim Robbins, "As Water Scarcity Increases, Desalination Plants Are on the Rise," Yale Environment 360, last modified June 11, 2019.

12　US Energy Information Administration, "How much of world energy consumption and production is from renewable energy? ," EIA, last modified September 27, 2019.

13　Yuqiang Zhang et al., "Long-term trends in the ambient PM（2.5）-and O（3）-related mortality burdens in the United States under emission reductions from 1990 to 2010," *Atmospheric chemistry and physics* 18, no. 20（2018）.

14　United States Environmental Protection Agency, *Water Pollution Control Twenty Five Years of Progress and Challenges for the New Millennium*（Washington DC: EPA, 1998）.

15　EOS Project Science Office, "China and India Lead the Way in Greening," NASA Goddard Space Flight Center, last modified February 12, 2019.

16　Anthony Cilluffo and Neil G. Ruiz, "World's population is projected to nearly stop growing by the end of the century," Pew Research Center, last modified June 17, 2019.

17　Gladstone, R.（2020, July 14）. World population could peak decades ahead of u.n. forecast, study asserts.

18   Darrell Bricker and John Ibbitson, *Empty Planet: The Shock of Global Population Decline* (London: Robinson, 2019).

19   Rebecca Ungarino, "There are more people older than 65 than younger than 5 for the first time-here's how that's changing the world," Business Insider, last modified February 20, 2019.

20   Joan Ferrante, *Sociology: A Global Perspective* (Belmont, CA: Thomson Wadsworth, 2008).

21   Deborah Hardoon, Ricardo Fuentes-Nieva, and Sophia Ayele, *An Economy For the 1%: How privilege and power in the economy drive extreme inequality and how this can be stopped* (Nairobi: Oxfam international, 2016).2016.

22   Wealth-X, *Billionaire Census* (New York: Wealth-X, 2018).

23   Office of the Chief Actuary, "Wage Statistics for 2018," Social Security Online, accessed May 27, 2018.

24   "Global Social Mobility Index 2020: why economies benefit from fixing inequality," World Economic Forum, last modified January 19, 2020.

25   Swift, Jonathan, 1667—1745. Gulliver's Travels. New York :Harper, 1950.; "meers and bounds" refers to petty disputes.

26   World Economic Forum, *We'll Live to 100-How Can We Afford It*? (Geneva: WEForum, 2017) , 7.

27   Colin Gordon et al., "COVID-19 and the Color Line," Boston Review, last modified May 1, 2020.

28 Paul Irving, Interview with the author, June 9, 2020.

29 Max Roser, "Economic Growth: The economy before economic growth: The Malthusian trap," All of Our World in Data, 2013.

30 "The World Bank In China," World Bank, last modified April 23, 2020.

31 Max Roser, "The global decline of extreme poverty-was it only China？," All of Our World in Data, last modified March 7, 2017.

32 Anders Sandberg, "Telephone interview," May 5, 2020.

33 Sam Harris, "A Conversation with Yuval Noah Harari," Sam Harris Podcast, last modified May 1, 2020.

34 Ezekiel J. Emanuel, "Why I Hope to Die at 75," The Atlantic, last modified October, 2014.

35 Aesop, *Aesop's Fables* (Redditch, UK: Read Books Limited, 2013).

36 Patrick J. McGinnis, Interview with author on June 23, 2020.

37 Jamie Metzl, Telephone interview with author, June 8, 2020.

结语

1 Calculated manually using data from https://www.mortality.org/

2 Rodale Books, "New book released — Fantastic Voyage: Live Long Enough to Live Forever," Kurzweil Network, last modified November 17, 2004.

3 "Key Statistics for Prostate Cancer," American Cancer Society, last modified January 8, 2020; "Survival Rates for Prostate Cancer," American Cancer Society, last modified January 9, 2020.

4   "Survival Rates for Colorectal Cancer," American Cancer Society, last modified January 8, 2020.

5   Office on Smoking and Health and National Center for Chronic Disease Prevention and Health Promotion, "Health Effects of Cigarette Smoking," Centers for Disease Control and Prevention, last modified April 28, 2020.

6   Schroeder, S., Author Affiliations From the Department of Medicine, Others, P., Others, M., K. G. Blumenthal and Others, Others, N., & F. P. Polack and Others. (2013, January 24). New evidence that cigarette smoking remains the most important health hazard: Nejm. Retrieved March 09, 2021.

7   Claudia Kawas and Annilia Paganini-Hill, "The 90+ study," UC Irvine Institute for Memory Impairments and Neurological Disorders, accessed July 19, 2020.

8   Gregory Härtl and Paul Garwood, "Harmful use of alcohol kills more than 3 million people each year, most of them men," World Health Organization, last modified September 21, 2018; "Alcohol Facts and Statistics," National Institute on Alcohol Abuse and Alcoholism, last modified February, 2020.

9   National Institute on Alcohol Abuse and Alcoholism, "Alcohol Metabolism: An Update," National Institutes of Health, last modified April, 2007; Kate Kelland, "How alcohol damages stem cell DNA and increases cancer risk," Reuters, last modified January 3, 2018.

10   Gregory Traversy and Jean-Philippe Chaput, "Alcohol Consumption and Obesity: An Update," *Current obesity reports* 4, no. 1 (2015).

11   Camila Domonoske, "50 Years Ago, Sugar Industry Quietly Paid Scientists To Point Blame At Fat," National Public Radio, last modified September 13,

2016; Sharon Kirkey, "New report alleges big sugar tried to hide possible link to cancer 50 years ago," National Post, last modified November 23, 2017; Anahad O'Connor, "How the Sugar Industry Shifted Blame to Fat," New York Times, last modified September 12, 2016.

12　Valeska Ormazabal et al., "Association between insulin resistance and the development of cardiovascular disease," *Cardiovascular Diabetology* 17, no. 1 （2018）.

13　Osama Hamdy, Gabriel I. Uwaifo, and Elif A. Oral, "Does obesity reduce life expectancy? ," Medscape, last modified July 1, 2020.

14　International Programme on Chemical Safety, "Poisoning Prevention and Management," World Health Organization, accessed July 19, 2020; Poison Control, "Common and Dangerous Poisons," NCPC, accessed July 19, 2020; Fred Hosier, "Top 10 causes of accidental death," Safety News Alert, last modified December 5, 2018; Poison Control, "Poison Statistics: National Data 2018," NCPC, accessed July 19, 2020.

15　Safety Team, "Does Ridesharing Reduce Drunk Driving Incidents? ," Safety. com, last modified January 13, 2020.

16　Ricki J. Colman et al., "Caloric Restriction Delays Disease Onset and Mortality in Rhesus Monkeys," *Science* 325, no. 5937 （2009）; Sally E. Silverstone, "Food production and nutrition for the crew during the first 2-year closure of Biosphere 2," *Life support & biosphere science* 4, no. 3-4 （1997）; Christopher Turner, "Ingestion / Planet in a Bottle," Cabinet Magazine, last modified Spring, 2011; Mark P. Mattson, Valter D. Longo, and Michelle Harvie, "Impact of intermittent fasting on health and disease processes," *Ageing research reviews* 39 (2017); Alessio Nencioni et al., "Fasting and cancer: molecular mechanisms and clinical application," *Nature reviews. Cancer* 18, no. 11 (2018).

17　William E. Kraus et al., "2 years of calorie restriction and cardiometabolic risk (CALERIE) : exploratory outcomes of a multicentre, phase 2, randomised controlled trial," *The Lancet Diabetes & Endocrinology* 7, no. 9 (2019).

18　Axel F. Sigurdsson, "Intermittent Fasting and Health–The Scientific Evidence," Doc's Opinion, last modified January 12, 2020; Harvard Women's Health Watch, "Can scheduled fasting improve your health?," Harvard Health Publishing, last modified May, 2020; Monique Tello, "Intermittent fasting: Surprising update," Harvard Health Publishing, last modified February 10, 2020.

19　James Gallagher, "The diets cutting one in five lives short every year," BBC News, last modified April 4, 2019; Ashkan Afshin et al., "Health effects of dietary risks in 195 countries, 1990—2017: a systematic analysis for the Global Burden of Disease Study 2017," *The Lancet* 393, no. 10184 (2019); Heart Essentials, "Looking at the Link Between Salt and Heart Failure," Cleveland Clinic, last modified October 26, 2017.

20　Anaïs Rico-Campà et al., "Association between consumption of ultra–processed foods and all cause mortality: SUN prospective cohort study," *BMJ* 365 (2019).

21　Bernard Srour et al., "Ultra-processed food intake and risk of cardiovascular disease: prospective cohort study (NutriNet-Santé) ," *BMJ* 365 (2019).

22　Jonathan Shaw, "A Diabetes Link to Meat," Harvard Magazine, last modified

January-February, 2012.

23   Nathan Donley, "The USA lags behind other agricultural nations in banning harmful pesticides," *Environmental Health* 18, no. 1 (2019).

24   Robert A. Corney, Caroline Sunderland, and Lewis J. James, "Immediate pre-meal water ingestion decreases voluntary food intake in lean young males," *European journal of nutrition* 55, no. 2 (2016); Michael Boschmann et al., "Water-induced thermogenesis," *The Journal of clinical endocrinology and metabolism* 88, no. 12 (2003).

25   Sebastian Brandhorst and D. Longo Valter, "Dietary Restrictions and Nutrition in the Prevention and Treatment of Cardiovascular Disease," *Circulation Research* 124, no. 6 (2019).

26   Andrew I. Geller et al., "Emergency Department Visits for Adverse Events Related to Dietary Supplements," *New England journal of medicine* 373, no. 16 (2015).

27   Deepak L. Bhatt et al., "Cardiovascular Risk Reduction with Icosapent Ethyl for Hypertriglyceridemia," *New England journal of medicine* 380, no. 1 (2019).

28   Carl D. Reimers, G. Knapp, and Anne Kerstin Reimers, "Does physical activity increase life expectancy? A review of the literature," *Journal of aging research* 2012 (2012).

29   Anna Azvolinsky, "Exercise Boosts Life Expectancy, Study Finds," Live Science, last modified May 30, 2013.

30   National Cancer Institute, "Physical Activity and Cancer," National Institutes

of Health, last modified February 10, 2020.

31　Matthew M. Robinson et al., "Enhanced Protein Translation Underlies Improved Metabolic and Physical Adaptations to Different Exercise Training Modes in Young and Old Humans," *Cell Metabolism* 25, no. 3 (2017).

32　Pedro F. Saint-Maurice et al., "Association of Daily Step Count and Step Intensity With Mortality Among US Adults," *Jama* 323, no. 12 (2020).

33　Harvard Men's Health Watch, "Walking: Your steps to health," Harvard Health Publishing, last modified July 18, 2018.

34　May Wong, "Stanford study finds walking improves creativity," Stanford News, last modified April 24, 2014.

35　Columbia University Medical Center, "Long sitting periods may be just as harmful as daily total," ScienceDaily, last modified September 11, 2017; Edward R. Laskowski, "What are the risks of sitting too much? ," Mayo Clinic, last modified May 8, 2018.

36　Amneet Sandhu, Milan Seth, and Hitinder S. Gurm, "Daylight savings time and myocardial infarction," *Open Heart* 1, no. 1 (2014); University of Colorado at Boulder, "'Spring forward' to daylight saving time brings surge in fatal car crashes: Deadly accidents spike 6% in week after time change," ScienceDaily, last modified January 30, 2020; Christopher M. Barnes and David T. Wagner, "Changing to daylight saving time cuts into sleep and increases workplace injuries," *Journal of Applied Psychology* 94, no. 5 (2009); Michael Berk et al., "Small shifts in diurnal rhythms are associated with an increase in suicide: The effect of daylight saving," *Sleep and Biological Rhythms* 6, no. 1 (2008).

37 National Center for Chronic Disease Prevention and Health Promotion and Division of Population Health, "Sleep and Sleep Disorders: Data and Statistics," Centers for Disease Control and Prevention, last modified May 2, 2017.

38 Harvard Chan School, "Sleep Deprivation and Obesity," Harvard College, accessed July 19, 2020; Michael A. Grandner et al., "Sleep Duration and Diabetes Risk: Population Trends and Potential Mechanisms," *Current diabetes reports* 16, no. 11 (2016); Tim Newman, "Just 6 hours of sleep loss increases diabetes risk," Medical News Today, last modified September 8, 2018; "Poor sleep raises diabetic insulin levels, according to study," Diabetes Digital Media, last modified May 3, 2011; Najib T. Ayas et al., "A Prospective Study of Sleep Duration and Coronary Heart Disease in Women," *Archives of Internal Medicine* 163, no. 2 (2003); European Society of Cardiology, "Sleeping 5 hours or less a night associated with doubled risk of cardiovascular disease," EurekAlert, last modified August 26, 2018; European Society of Cardiology, "Short and fragmented sleep linked to hardened arteries," EurekAlert, last modified August 26, 2018; Francesco P. Cappuccio et al., "Meta-analysis of short sleep duration and obesity in children and adults," *Sleep* 31, no. 5 (2008).

39 Matt Walker, "Sleep is your superpower," TED, last modified June 3, 2019; Michael Irwin et al., "Partial sleep deprivation reduces natural killer cell activity in humans," *Psychosomatic medicine* 56, no. 6 (1994); Institut national de la santé et de la recherche médicale, "Night work may put women's health at risk," ScienceDaily, last modified June 19, 2012; Walker, *Why we sleep*, 148.

40 Francesco P. Cappuccio et al., "Sleep duration and all-cause mortality: a systematic review and meta-analysis of prospective studies," *Sleep* 33, no. 5 (2010).

41 Bob Morris, "Arianna Huffington's Sleep Revolution Starts at Home," The

New York Times, last modified April 28, 2016; Marie Kondo, "The Joy of Sleep, With Arianna Huffington," KonMari, accessed July 28, 2020.

42　Erin Wigger, "The Whitehall Study," Unhealthy Work, last modified June 22, 2011; Vicki Brower, "Mindbody research moves towards the mainstream," *EMBO reports* 7, no. 4 (2006).

43　"What is Cortisol？，" Endocrine Society, last modified November, 2018; "Chronic stress puts your health at risk," Mayo Clinic, last modified March 19, 2019; Bruce S. McEwen, "Central effects of stress hormones in health and disease: Understanding the protective and damaging effects of stress and stress mediators," *European journal of pharmacology* 583, no. 2-3 (2008); James L. Wilson, "The Anti-Inflammatory Effects of Cortisol," Adrenal Fatigue, last modified September 10, 2014.

44　Erika J. Wolf et al., "The goddess who spins the thread of life: Klotho, psychiatric stress, and accelerated aging," *Brain, Behavior, and Immunity* 80 (2019); Hiroshi Kurosu et al., "Suppression of aging in mice by the hormone Klotho," *Science* 309, no. 5742 (2005); Kaori Nakanishi et al., "Implication of alpha-Klotho as the predictive factor of stress," *Journal of investigative medicine* 67, no. 7 (2019); Aric A. Prather et al., "Longevity factor klotho and chronic psychological stress," *Translational psychiatry* 5, no. 6 (2015).

45　Alice G. Walton, "Neurotic People May Live Longer, Study Finds," Forbes, last modified July 25, 2017; Linda E. Carlson etal., "Mindfulness-based cancer recovery and supportive-expressive therapy maintain telomere length relative to controls in distressed breast cancer survivors," *Cancer* 121, no. 3 (2015); Quinn A. Conklin et al., "Insight meditation and telomere biology: The effects of intensive retreat and the moderating role of personality," *Brain, Behavior, and Immunity* 70 (2018); Elissa Epel et al., "Can meditation slow rate of cellular aging? Cognitive stress, mindfulness, and telomeres," *Annals of the New York Academy of Sciences* 1172 (2009).

46 Roberta Kleinman, "Can Meditation Help Control Your Blood Sugar Levels?," ADW Diabetes, last modified June 19, 2018; Shashank Shekhar Sinha et al., "Effect of 6 Months of Meditation on Blood Sugar, Glycosylated Hemoglobin, and Insulin Levels in Patients of Coronary Artery Disease," *International journal of yoga* 11, no. 2 (2018); N. Levine Glenn et al., "Meditation and Cardiovascular Risk Reduction," *Journal of the American Heart Association* 6, no. 10 (2017); Robert H. Schneider et al., "Long-term effects of stress reduction on mortality in persons > or = 55 years of age with systemic hypertension," *The American journal of cardiology* 95, no. 9 (2005); Brigid Schulte, "Harvard neuroscientist: Meditation not only reduces stress, here's how it changes your brain," Washington Post, last modified May 26, 2015.

47 Richard Davidson, Amishi Jha, and Jon Kabat-Zinn, "Is the Mind-Body Connection Scientific?," NourFoundation, last modified February 17, 2013.

48 Julianne Holt-Lunstad, Timothy B. Smith, and J. Bradley Layton, "Social Relationships and Mortality Risk: A Meta-analytic Review," *PLOS Medicine* 7, no. 7 (2010).

49 Harvard Health Letter, "Can relationships boost longevity and well-being?," Harvard Health Publishing, last modified June, 2017.

50 Darcy Lewis, "What the health effects of loneliness say about illness and cell activity," David Geffenn School of Medicine, last modified March 3, 2016.

51 Nicole K. Valtorta et al., "Loneliness and social isolation as risk factors for

coronary heart disease and stroke: systematic review and meta-analysis of longitudinal observational studies," *Heart* 102, no. 13 (2016).

52　Viktor Frankl, *Man's Search for Meaning* (Boston: Beacon Press, 2006).

53　Kozo Tanno et al., "Associations of ikigai as a positive psychological factor with all-cause mortality and cause-specific mortality among middle-aged and elderly Japanese people: findings from the Japan Collaborative Cohort Study," *Journal of psychosomatic research* 67, no. 1 (2009); Megumi Koizumi et al., "Effect of having a sense of purpose in life on the risk of death from cardiovascular diseases," *Journal of epidemiology* 18, no. 5 (2008); Toshimasa Sone et al., "Sense of life worth living (ikigai) and mortality in Japan: Ohsaki Study," *Psychosomatic medicine* 70, no. 6 (2008); Aliya Alimujiang et al., "Association Between Life Purpose and Mortality Among US Adults Older Than 50 Years," *JAMA Network Open* 2, no. 5 (2019); Patricia A. Boyle et al., "Effect of Purpose in Life on the Relation Between Alzheimer Disease Pathologic Changes on Cognitive Function in Advanced Age," *Archives of General Psychiatry* 69, no. 5 (2012); "Purpose in Life and Alzheimer's," Rush University Medical Center, accessed July 19, 2020.

54　Lee, L., James, P., Zevon, E., Kim, E., Trudel-Fitzgerald, C., Spiro, A., ... Kubzansky, L. (2019, September 10). Optimism is associated with exceptional longevity in 2 EPIDEMIOLOGIC cohorts of men and women. Retrieved March 09, 2021.

55　Boston University School of Medicine, "New evidence that optimists live longer," ScienceDaily, last modified August 26, 2019; Alice Park, "The First Real Proof That Your Outlook Affects Longevity," Time, last modified December 13, 2016; Amy Morin, "7 Scientifically Proven Benefits Of

Gratitude That Will Motivate You To Give Thanks Year-Round," Forbes, last modified November 23, 2014; Randy A. Sansone and Lori A. Sansone, "Gratitude and well being: the benefits of appreciation," *Psychiatry* (*Edgmont*) 7, no. 11 (2010).

56 Andrew T. Jebb et al., "Happiness, income satiation and turning points around the world," *Nature Human Behaviour* 2, no. 1 (2018).

57 Linda Wasmer Andrews, "How Gratitude Helps You Sleep at Night," Psycology Today, last modified November 9, 2011.

58 Hilary Waldron, "Links Between Early Retirement and Mortality. ORES Working Paper No. 93," The United States Social Security Administration, last modified August, 2001; Austin Frakt, "The Connection Between Retiring Early and Living Longer," New York Times, last modified January 29, 2019.

59 Mattson, M. (2008, January). Hormesis defined. Retrieved March 09, 2021.

未来，属于终身学习者

我们正在亲历前所未有的变革——互联网改变了信息传递的方式，指数级技术快速发展并颠覆商业世界，人工智能正在侵占越来越多的人类领地。

面对这些变化，我们需要问自己：未来需要什么样的人才？

答案是，成为终身学习者。终身学习意味着具备全面的知识结构、强大的逻辑思考能力和敏锐的感知力。这是一套能够在不断变化中随时重建、更新认知体系的能力。阅读，无疑是帮助我们整合这些能力的最佳途径。

在充满不确定性的时代，答案并不总是简单地出现在书本之中。"读万卷书"不仅要亲自阅读、广泛阅读，也需要我们深入探索好书的内部世界，让知识不再局限于书本之中。

湛庐阅读 App: 与最聪明的人共同进化

我们现在推出全新的湛庐阅读 App，它将成为您在书本之外，践行终身学习的场所。

- 不用考虑"读什么"。这里汇集了湛庐所有纸质书、电子书、有声书和各种阅读服务。

- 可以学习"怎么读"。我们提供包括课程、精读班和讲书在内的全方位阅读解决方案。

- 谁来领读？您能最先了解到作者、译者、专家等大咖的前沿洞见，他们是高质量思想的源泉。

- 与谁共读？您将加入优秀的读者和终身学习者的行列，他们对阅读和学习具有持久的热情和源源不断的动力。

在湛庐阅读 App 首页，编辑为您精选了经典书目和优质音视频内容，每天早、中、晚更新，满足您不间断的阅读需求。

【特别专题】【主题书单】【人物特写】等原创专栏，提供专业、深度的解读和选书参考，回应社会议题，是您了解湛庐近千位重要作者思想的独家渠道。

在每本图书的详情页，您将通过深度导读栏目【专家视点】【深度访谈】和【书评】读懂、读透一本好书。

通过这个不设限的学习平台，您在任何时间、任何地点都能获得有价值的思想，并通过阅读实现终身学习。我们邀您共建一个与最聪明的人共同进化的社区，使其成为先进思想交汇的聚集地，这正是我们的使命和价值所在。

CHEERS

湛庐阅读 App
使用指南

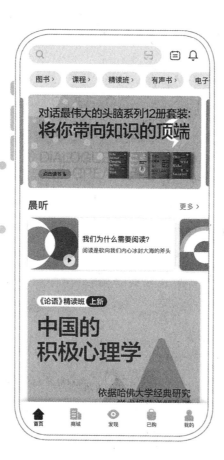

读什么

· 纸质书
· 电子书
· 有声书

怎么读

· 课程
· 精读班
· 讲书
· 测一测
· 参考文献
· 图片资料

与谁共读

· 主题书单
· 特别专题
· 人物特写
· 日更专栏
· 编辑推荐

谁来领读

· 专家视点
· 深度访谈
· 书评
· 精彩视频

HERE COMES EVERYBODY

下载湛庐阅读 App
一站获取阅读服务

本书中文简体字版经授权在中华人民共和国境内独家出版发行。未经出版者书面许可，不得以任何方式抄袭、复制或节录本书中的任何部分。

著作权合同登记号：图字：01-2023-2090 号

版权所有，侵权必究
本书法律顾问　北京市盈科律师事务所　崔爽律师

图书在版编目（CIP）数据

年龄革命 /（俄罗斯）谢尔盖·扬著；王志彤译
. -- 北京：华龄出版社，2023.7
ISBN 978-7-5169-2571-3

Ⅰ.①年… Ⅱ.①谢…②王… Ⅲ.①长寿—普及读物 Ⅳ.① R161.7-49

中国国家版本馆 CIP 数据核字（2023）第117215号

出 版 人	周　宏		责任印制	李末圻
责任编辑	李　健　陈　馨		装帧设计	湛庐文化

书　　名	年龄革命		作　者	［俄罗斯］谢尔盖·扬
出　　版	华龄出版社 HUALING PRESS			
发　　行				
社　　址	北京市东城区安定门外大街甲 57 号		邮　编	100011
发　　行	（010）58122255		传　真	（010）84049572
承　　印	天津中印联印务有限公司			
版　　次	2023 年 7 月第 1 版		印　次	2023 年 7 月第 1 次印刷
规　　格	710mm×965mm		开　本	1/16
印　　张	19.25		字　数	273 千字
书　　号	ISBN 978-7-5169-2571-3			
定　　价	119.90 元			

本书如有破损、缺页、装订错误，请与本社联系调换